小食材
大健康

给全家人的科学饮食指南

3

范志红 · 著

化学工业出版社
· 北京 ·

内容简介

本书共分为4个章节，分别是油盐、糖、坚果零食和大豆及其制品。全书共有188个小标题，11个网友互动问答。1个标题1个内容，言简意赅，知识内容丰富。将与我们生活息息相关的食材种类、食材储存、食材烹饪、食材搭配等内容都做了详细说明。其中家常调味料的食品安全有很多盲区，怎么选和怎么吃读者疑惑较多。酱油为什么要添加防腐剂？"零添加"酱油值得购买吗？"低糖"和"零糖"是什么意思？等等。本书旨在解决读者的选购困惑，指导读者科学饮食，获得优质健康营养。

本书数据新、内容全，满足不同人群的营养需求，贴心指导读者的每一餐，是一本适合中国家庭的膳食指南。

图书在版编目（CIP）数据

小食材大健康：给全家人的科学饮食指南. 3/ 范志红著. —北京：化学工业出版社，2023.4
ISBN 978-7-122-42901-8

Ⅰ.①小… Ⅱ.①范… Ⅲ.①饮食营养学-指南
Ⅳ.①R155.1-62

中国国家版本馆CIP数据核字（2023）第021863号

责任编辑：马冰初　王　雪　　　　特约编辑：郑飞飞
责任校对：王　静　　　　　　　　装帧设计：史利平

出版发行：化学工业出版社（北京市东城区青年湖南街13号　邮政编码100011）
印　　装：北京新华印刷有限公司
710mm×1000mm　1/16　印张8¾　字数200千字　2023年8月北京第1版第1次印刷

购书咨询：010-64518888　　　　　售后服务：010-64518899
网　　址：http://www.cip.com.cn
凡购买本书，如有缺损质量问题，本社销售中心负责调换。

定　　价：68.00元

序 言

斗转星移，季节轮换，岁月流逝。人生无论处于什么阶段，都有一个永远不变的生活主题：健康饮食。

随着人们生活水平的提高，健康更成为了我们每个人的核心竞争力。营养充足才能让我们的抗病力足够强大，才能让生病后的身体恢复得更迅速。但是，怎样才能让自己的膳食营养分数足够高呢？

《中国居民膳食指南》告诉我们，要食物多样，合理搭配，吃动平衡。营养师告诉我们每天要吃250克粮，50克肉，250克果，500克菜。健康成年男性平均每天要摄入2250千卡的能量，至少65克蛋白质；女性则是1800千卡的能量，至少55克蛋白质。能量和营养素的摄取不能仅仅靠吃胶囊和药片，必须主要来自新鲜天然多样化的食物。

但是，市场中有那么多种食物，到底要选择哪一种呢？买回家来应当怎么吃呢？

在每个家庭厨房里，健康饮食这件事都会被分解成无穷多个细节。

在我的新浪微博评论中，每天都有很多网友提问，告诉我他们很想吃得更营养、更健康，但在实操中总会遇到各种困惑。

比如：全谷杂粮到底有哪些啊？全麦粉是白面粉加麸皮粉吗？100克饭到底是100克大米煮的饭还是100克熟米饭啊？红薯、土豆和米饭怎么互相换算啊？

甜豌豆、甜玉米粒和南瓜，该算蔬菜还是算主食？罐头蔬菜还有没有蔬菜的营养？蔬菜怎么烹调少油又好吃？

水果越甜热量越高吗？糖尿病人应当怎么吃水果？容易腹泻的人什么水果不适合食用？

牛奶产品应当怎么选？吃多少奶粉算是喝一杯牛奶？

吃鸡肉会让人发胖吗？吃肉皮能补胶原蛋白吗？肉做多了吃不完怎么保存？

烹调油怎么换着吃？榨菜可以替代食盐吗？

我把近年来回答的部分问题收集整理在一起，加以修改补充，按照五谷、豆类、蔬菜、水果、奶类、蛋类、肉类、水产、坚果零食、调味品来分类，集合成这三本书。

第一本书主要讲五谷、蔬菜、水果的知识，第二本书纳入了奶类、蛋类、肉类、水产的知识，第三本书重点讲坚果零食、豆类和调味品的知识。其中有食材的选择，有烹调的要点，有食用的注意事项，有对慢性病人的叮咛。每一本书的最后，还有对几个重点问题的解答。

每个知识点都只有几百字的内容，阅读起来很轻松。每天看其中几条，在不知不觉间就能获取有关日常饮食的关键知识点。把它们应用在生活当中，可以提高饮食质量，增加生活乐趣，形成注重饮食健康的家庭氛围。

我经常对网友们说："我们也许买不起大房子，买不起豪车，买不起名牌包包，但是，我们可以给自己和家人好一点的食物，多一些的营养。健康润泽的气色，紧实有型的身材，比华美的衣服和闪亮的首饰更能提升美丽分数。把花在明星资料和品牌信息上的精力，省下一点用来学习食品营养知识，把追剧打游戏的时间，省下一点用来制作健康的三餐，就能让我们的身体受益无穷。"

对于个人来说，每一个现代人都应当了解食物的知识，有能力给自己和所爱的人制作简单又美味的营养餐。对于家庭来说，明智又理性的主厨会用心了解食物的知识，让孩子吃着健康的食物长大，让老人因为营养良好而远离疾病。重视饮食营养，就像讲卫生、勤运动一样，是良好生活习惯的一部分，是优良家风的一部分，对家庭中每个人的健康都影响深远。

在这个春意回归的时节，这三本有关食材营养的书终于要面世了。但愿它们能够给您和家人带来食物的馨香和健康的活力。

范志红

2023年2月10日

目 录

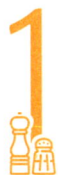

1 饮食要清淡，少吃高盐和油炸食品

网友问答

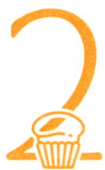

2 控糖有讲究，每天不超过50克

网友问答

3

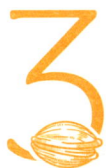

坚果零食，
每天一小把

网友问答

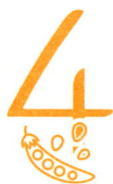

4 大豆及其制品，换着花样经常吃

1

饮食要清淡，
少吃高盐和油炸食品

食用油种类繁多，该怎么选择

不同类型的油轮换着吃

很多人都听说，吃油要换着吃。但是，换油的要点是换不同类型的油。从营养角度来说，烹调油脂的差异，主要体现在它们脂肪酸的组成特点不一样。如果不知道油脂的类别，即便换了油，吃进去的脂肪酸也可能还是一样的，效果没有多大区别。

高亚油酸型食用油

高亚油酸型食用油富含ω-6系列的多不饱和脂肪酸，不饱和度非常高，饱和脂肪酸非常少，熔点低，即便在冰箱冷藏室里存放也不会凝固。这一类当中的代表油脂是玉米油、葵花籽油、大豆油，还有红花籽油、葡萄籽油、小麦胚芽油等。

这类油中，大部分是亚油酸占绝对优势，ω-3脂肪酸很少。但也有例外，如大豆油中还含有少量α-亚麻酸这种ω-3脂肪酸。由于亚油酸和亚麻酸都不耐热，煎炸或反复受热之后特别容易氧化聚合，对健康十分有害，所以，这类油脂不适合用于高温爆炒，更不适合做油炸食品。它们最适合用于炖煮菜和凉拌菜，用来日常炒菜也可以，但加热温度要控制，尽量别让锅里冒油烟。

高油酸型食用油

高油酸型食用油富含油酸这种单不饱和脂肪酸，油酸含量高达50%~80%。它们在常温下是液态，耐热性比高亚油酸型油脂好一些。这一类的代表性油脂是橄榄油和茶籽油，以及高油酸花生油和低芥酸菜籽油。昂贵的杏仁油、巴旦木油、牛油果油、西瓜子油等也属于这一类。

这一类食用油适合用于日常炒菜，但它们仍然不适合用于制作油炸食品。和其他烹调油等量比较而言，高油酸型烹调油对血脂和血糖也比较友好。

有研究表明，油酸在加热烹调中能够比其他类型的油脂更好地与食物中的淀粉形成淀粉-脂肪复合物，延缓食物的消化速度，从而延缓餐后血糖和血脂的升高。

高α-亚麻酸型食用油

高α-亚麻酸型食用油富含α-亚麻酸，包括亚麻籽油、紫苏籽油、牡丹籽油等。它们的α-亚麻酸含量在30%以上，甚至可以高达50%以上。它们含有太多的不饱和键，不适合高温加热。最好是用来做水油焖菜和凉拌菜。它们往往有一种特殊的味道，可以把它们和香油（芝麻油）兑在一起，做凉拌菜，这样味道比较容易接受。

高饱和型食用油

高饱和型食用油的代表性油脂是棕榈油、猪油、牛油、羊油、黄油、椰子油等。巧克力中的可可脂也属于这一类。饱和脂肪酸比例达45%～80%，稍凉一点就会凝固，耐热性最好。用多种加工方法可以把液态植物油制成饱和度较高的"植物起酥油""植物奶油"等产品，让它们拥有和黄油一样的半固态特点。

均衡型食用油

均衡型食用油的代表性油脂是花生油、米糠油（稻米油）、芝麻油、南瓜籽油等。其中以不饱和脂肪酸占优势，有的是油酸多，也有的是亚油酸多，但饱和脂肪酸也能达到15%～30%。它们的耐热性好于高油酸型食用油，适合日常炒菜。

花生油

花生油具有特殊的风味。在经过适度烤制或炒制之后榨出来的花生油，就具有更浓厚的香气，适合各种类型菜肴的烹调。花生有很多品种，其中有些亚油酸含量高一些，有些油酸含量高一些，也有一些饱和脂肪酸含量高一些。其中高油酸的花生油，脂肪酸比例可以接近于橄榄油。

在不增加总脂肪量的前提下，目前没有发现吃花生油会增加患心脏病的风险。

有研究发现，摄入花生有利于预防心脑血管疾病，甚至有研究报告发现，每天吃几粒花生就有预防脑卒中的作用。不过，真正起到降低血胆固醇和有害胆固醇效果的，还是花生所含的蛋白质和维生素E、膳食纤维等，而未必是花生里面的脂肪。所以，也不要指望吃花生油能产生预防心脏病的效果。

购买花生油的时候，要注意买可靠的品牌产品，因为花生是最容易被污染黄曲霉毒素的食物，而原料中黄曲霉毒素容易在榨油过程中进入油脂当中。

菜籽油

菜籽油（rapeseed oil）本来含有很多的"芥子酸"（erucic acid），改

造后的菜籽油芥子酸少了，油酸多了（橄榄油的脂肪酸组成中最多的就是油酸），同时硫苷类物质含量也降低了。

低芥子酸菜籽油原料中，有一部分是转了抗除草剂基因的，比如从加拿大和美国进口的油菜籽油（canola oil）就是转基因原料榨的。油菜籽油在世界上是排前几名的烹调油。特别是在美洲地区，是仅次于大豆油的常用植物油。也有一部分是非转基因的，比如中国自己种的双低菜籽品种榨的低芥子酸菜籽油。

用转基因芥菜籽榨油并不影响油品的安全性。对价格敏感的消费者，选择低芥子酸菜籽油还是很划算的，因为它的单不饱和脂肪酸含量比较高，但是价格又比橄榄油便宜很多。它可以用来日常炒菜炖菜，只要不是长时间煎炸，多种家庭烹调都适用。

椰子油

椰子油热稳定性好，适合用于高温煎炸，产生的氧化聚合产物和反式脂肪酸少。原味椰子油有香甜椰子味道，拌饭后加热一下是非常香的，制作面点也很美味。海南自产的椰子油并不贵，味道还很好。不过，椰子油几乎不含必需脂肪酸，饱和脂肪酸比例高达80%，不能长时间用这一种油来烹调。

椰子油中最多的脂肪酸是月桂酸（十二碳饱和脂肪酸），属于中链脂肪酸，不用进淋巴系统，直接从门静脉进肝脏，相对较好消化，代谢速度快些。不过，毕竟是油脂，所谓椰子油能减肥，是说可以用在生酮饮食等治疗膳食中，不是在三餐中随便吃椰子油就能减肥。

核桃油

核桃油既富含ω-6脂肪酸（亚油酸），也含有一定量的ω-3脂肪酸（α-亚麻酸），而且比例还比较合理。亚油酸和α-亚麻酸都是人体的必需脂肪酸，所以核桃油既适合婴儿宝宝食用，也适合老年人食用。冷榨核桃油的维生素E含量也很高，因为核桃是坚果中维生素E含量最高的一种。因为多不饱和脂肪酸含量特别高，所以核桃油不适合高温加热，可以用来拌凉菜、拌沙拉，很好吃。也可以做水油焖菜或加在汤羹里。

芝麻油

芝麻油的优势不仅仅在于它沁人心脾的美妙香气。芝麻油含有丰富的维生素E和著名的抗氧化物质芝麻酚，还富含磷脂和植物固醇这些有益于控制血脂、预防心血管疾病的成分。这是因为，调味用的芝麻油是以香气取胜的，它是不需要精炼的，所以可以较好地保留原料中的多种保健成分。

日常吃的小磨香油是用水代法制作的，芝麻经过焙烤或炒制，通过美拉德反应产生了更加浓烈的香味。用冷榨生芝麻的方法生产的芝麻油，更能充分保存营养价值，但没有炒熟后芝麻所特有的香气。

不过，芝麻油不适合炒菜，加热后香气会损失，更适合用于凉拌、蘸料，或者做汤时添加。它也非常适合用来做水油焖法烹调的菜肴。因为没有经过精炼处理，芝麻油加热后油烟比较大，而油烟非常不利于健康。

🥣 棕榈油

棕榈油是仅次于大豆油的世界第二大食用油，也是国际市场上价格较便宜的烹调油之一。棕榈油含不饱和脂肪酸40%，含饱和脂肪酸44%。棕榈油为深橙黄色，除了少量维生素E之外还含有丰富的胡萝卜素，是胡萝卜素极为丰富的天然来源之一。由于饱和程度高，它的耐热性相当好，长时间受热后氧化聚合少，这是其他常见植物油不能比拟的优点。而且，棕榈油的起酥性也比较好，做煎炸食品和酥点时口感比较酥脆。所以，棕榈油常被用在各种煎炸食品中，包括方便面和炸薯片。

然而，棕榈油饱和脂肪酸比例高，必需脂肪酸含量低，营养价值并不理想。多项研究表明，血液中和红细胞膜上棕榈酸的含量越高，罹患糖尿病、心脑血管疾病等多种慢性疾病的风险越大。

🥣 坚果油和种子油

核桃油、榛子油、松子油、杏仁油、亚麻籽油、火麻仁油、紫苏籽油、南瓜籽油等都属于这类。它们通常不经过精炼，而是直接压榨制取，保持了原料的香气和营养价值。

坚果油和种子油的脂肪酸比例和原料基本一致。有些油籽属于"高亚麻酸型"，可以作为 ω-3脂肪酸的来源。比如说，亚麻籽油、紫苏籽油、火麻仁油，其中 α-亚麻酸、维生素E和抗氧化物质的含量都大大高于普通烹调油。有些坚果油富含油酸，如杏仁油。也有些坚果油既含有ω-6脂肪酸，也含有ω-3脂肪酸，比例非常理想，比如核桃油和松子油。

不过，它们的脂肪酸中，不饱和程度非常高，都是非常不耐热的油脂。选择这类油要注意，最好选冷榨提取、避光包装的产品，还要注意购买小包装。如果买大包装，往往很长时间吃不完，随着时间的推移，其新鲜气味会逐渐减小，脂肪氧化产物会逐渐增多。

坚果油和种子油适合作为婴儿辅食用油，也适合给老年人食用。食用时注意不要高温煎炒，可以用来做凉拌菜、水油焖菜，做汤，或者涂面包片等，以便最大限度地保持其健康作用。

沙棘籽油

沙棘籽油（sea buckthorn seed oil）是货真价实的小众油品。它的脂肪酸组成比较类似于松子油，饱和脂肪酸很少，剩下部分大概是单不饱和脂肪酸占1/3，多不饱和脂肪酸占2/3（具体数据不同文献有所差异）。在多不饱和脂肪酸中，亚油酸和亚麻酸含量差异不太大，也就是说，ω-3和ω-6都有，两者的比例还大大超过推荐的1：（4~6）。此外，其中类胡萝卜素和维生素K含量比较高，也含有不少维生素E和植物固醇。

沙棘籽油也属于种子油。因为它含有那么多的保健成分，谁也舍不得用来精炼，把这些好东西当成"杂质"全部去掉。由于沙棘籽油的不饱和程度很高，和亚麻籽油、核桃油等相当，这意味着它怕氧化、怕热，不适合用来炒菜。所以，它主要用作保健用油，可以凉拌，或直接口服，或做成胶囊服用。

吃油的健康要点

芝麻酱替代芝麻油拌菜更健康

芝麻酱虽然含有油脂，但也有钙、铁、锌及B族维生素等很多营养成分，还含有蛋白质和膳食纤维。如果用芝麻酱替代芝麻油来拌凉菜，是有利于增加营养成分的。因为芝麻酱中包含了芝麻油的营养成分，而芝麻油却只有油的部分，没有芝麻酱里的其他营养成分。

按不同烹调目的选择烹调油

不同耐热性的油脂适合制作不同的菜肴。家里可以常备几种油，无须特别调和，就自然而然地实现了不同类型油脂的组合。比如，用棕榈油和椰子油来做煎炸、爆炒菜肴；用花生油、稻米油、精炼橄榄油等做一般炒菜；用亚麻籽油、芝麻油和核桃油做凉拌菜和水油焖菜，或者用来做汤。如果把烹调方法用对了，那么各种类型的脂肪酸也就都吃到了。

？ 做油炸食品，选什么油比较好

如果要长时间油炸的话，比如开店做炸油条、炸鸡块等食物，用含饱和脂肪酸多的烹调油品种比较好。最佳选择是棕榈油（便宜）、猪油（较贵）、黄油（更贵）等饱和脂肪酸在40%~60%并对热稳定的烹调油。

如果只是短时间油炸的话，如家里偶尔炸个丸子之类，花生油和稻米油也可以。大豆油、玉米油、葵花籽油等，饱和脂肪酸太少，多不饱和脂肪酸含量太高，不适合制作煎炸食物，加热过程中会产生更多有害的氧化聚合产物，而且口感不够酥脆。当然，首先要记得，即便用对了油，经常吃煎炸食品也是不利于健康的。

芥末油、辣椒油、花椒油等也是脂肪来源

芥末油、辣椒油、花椒油等既然都是油，就都含有热量，也是膳食脂肪的来源。不过，加芥末油调味，一盘菜只需两滴而已，连1克也到不了，增加的热量可以忽略，无须纠结。花椒油的用量通常也不太大。少量一点辣椒油也可以用在减肥食谱当中。不过，有些家庭做菜时放的辣椒油实在太多了，减肥时还是要控制数量，否则菜肴的热量太高了。

买小包装的油，开盖后不宜超3个月

倒进小油壶的油应在1周内用完。油桶开封后应当在3个月内用完（保

存在避光阴凉处的情况下），否则即便还没有变味，过氧化值这个指标也可能已经不合格了。如果家里人口少，或者经常吃食堂、吃外卖，炒菜油用得慢的话，不要购买大桶油。买小瓶油比较明智。总吃含有较多自由基成分的不新鲜油脂，会加速身体的氧化衰老，是不划算的。

健康用油的5个方法

1　改变烹调方法，不煎炸，降低油炒菜比例，增加蒸煮炖和凉拌。

2　尽量不吃放油的主食。

3　买个不粘锅，少用点油也能做出正常的炒菜。

4　用固定的汤匙来放油，规定只能放一定的量，不要拿着油桶往锅里倒。只要有减油决心，少用1/3很容易。

5　吃新鲜的食用油，尽量买小包装，快一点用完，不要一桶油吃几个月。

在外就餐嫌油腻用水涮一涮

如果觉得食堂或餐馆的菜太油腻，可以用热水涮一涮，把表面黏附的油去掉。但已经被吸入食物内部的油，是没法去掉的。可以用一些清爽的凉拌菜来搭配浓味油腻的菜。

别在家里自产地沟油

很多家庭在油炸食物之后把油倒出来存在罐子里，然后重复用来油炸，或者用来炒菜。这种做法实不可取！这就是家里生产出来的地沟油！不要因为是自己家里做的就忽视健康风险。煎炸食品之后的余油，如果实在舍不得丢弃，至少不要第二次加热！可用来做面点，或者做水油焖菜，做凉拌菜等，并在几天内尽快用完，否则存放过程中还会发生更严重的水解和氧化。

喝低脂肪的肉汤，先去掉浮油

畜肉汤、鸡汤表面会有一层浮油。如果想要喝低脂肪的汤，可以把上面的脂肪分离出来。若嫌撇出浮油太麻烦，可以先把油汤放入冰箱，等表面油脂冷却凝固之后，分离起来就很简单了。如果想继续利用它们，可以把浮油转移到碗中或盒中备用。

肉汤的浮油可以用来煮蔬菜

肉汤中的油融入了肉类的美味，如果舍不得扔，可以用来煮蔬菜。先放入水，加入一勺浮油和十几粒花椒一起煮沸，然后放入各种自己喜欢的新鲜蔬菜，如冬瓜、绿叶菜、笋片、蘑菇等，煮沸几分钟，待蔬菜煮熟即可。绿叶菜只需煮2~3分钟，冬瓜可能需要煮10分钟左右。最后加少量盐或鸡精调味，也可以再加一点胡椒粉。

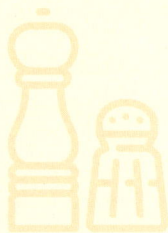

选购盐酱醋的知识

低钠盐里含有钾和镁

低钠盐以普通碘盐为原料，添加了一定量的氯化钾，有些还加入了硫酸镁。低钠盐含有的钠离子和普通盐相比，会减少25%～30%，因此适合因高血压和心脏病等原因需要控制钠盐的人食用。健康人士也可以选择低钠盐，以预防高血压。吃蔬果少、吃肉多的人，日常钠摄入过多，而钾摄入不足，更适合食用低钠盐。

低钠盐也不能多吃

低钠盐的咸味和普通盐相比会稍微有一点差异，但习惯之后就能适应。有些人对钠的量很敏感，觉得低钠盐的咸味好像"不够劲"，就额外多放，这是极大的错误。低钠盐的用量，每天还是要控制在5克之内。

低钠盐的健康意义，就在于只能放得和普通盐一样多，这样才能减少钠摄入量。

吃低钠盐不会导致钾过量

对健康人来说，吃6克低钠盐不会导致钾过量。市售低钠盐中含氯化钾25%，5克低钠盐中含1250毫克氯化钾，换算成钾元素为662.5毫克。健康人的钾需要量为每日2000毫克，高血压等慢性病高危人群的钾摄入建议值高达3600毫克。由于肾功能正常的人有很强的排钾能力，5克低钠盐中的钾几乎是不可能引起钾过量的。

至于肾脏病患者能不能吃低钠盐，能吃多少，要遵循医嘱。因为有些患者只需要限制钠，有些不仅需要限钠，还需要限钾。

七个有效的减盐办法

1　不吃有咸味和加小苏打的零食，如薯片、锅巴、辣条、泡椒凤爪、苏打饼干等，它们钠含量高。仔细看看包装上的钠含量就知道了。钠含量乘以2.5就大致是盐含量。

2　如果有菜肴，主食就不吃咸味的，比如葱花饼、炒饭、卤面。

3　尽量少喝咸味汤。一碗汤就喝进去1克盐。

4　炒菜后放盐，起锅前再放。这样在同样咸味下能少放很多盐。

5　拌凉菜不提前腌，上桌前加调料。

6　放鸡精、味精、酱油后都要减盐，它们都含大量钠。

7　用等量的低钠盐替代普通盐。

限盐 ≠ 无盐

适当减盐不等于完全不吃盐或吃盐过少。钠是人体必需元素，盐是需要吃的。我国对钠的预防非传染性慢性病的每日建议摄入量（PI值）是5克盐（2000毫克钠），没有提倡不吃盐。每日适宜摄入量（AI值）是3.5克盐（1400毫克钠）。如果出汗过多，还必须增加摄入量。

酱油的级别是怎么划分的

酱油的等级，是用"氨基酸态氮"来划分的。它反映出酱油酿造过程中产生的氨基酸类物质的数量，和酱油的鲜味及营养价值都有密切关系，可以说是酱油的"干货"指标。

> 氨基酸态氮≥0.40%：三级酱油。
>
> 氨基酸态氮≥0.55%：二级酱油。
>
> 氨基酸态氮≥0.70%：一级酱油。
>
> 氨基酸态氮≥0.80%：特级酱油。

当然，有些产品具有更高的氨基酸态氮水平，最高可达1.20%～1.30%。这样的酱油自然是最优质的，不仅滋味鲜美，香气浓郁，还含多种B族维生素和矿物质等，营养价值也会更高。

看这个指标，要比什么晃动瓶子看泡沫（加增稠剂就可以让泡沫丰富）、倒在食品上看染色效果（加了焦糖色素就可以令颜色更重）、用舌头品尝鲜味（多加味精和核苷酸钠盐就能让味道更鲜）之类的方法可靠多了。

酱油必须是发酵酿造的

酿造酱油除了含有盐之外，还有可溶性糖、氨基酸、钙、铁、锌、B族维生素等，具有一定的营养价值。但是，市场上多年来一直存在着所谓的"配制酱油"。它们用快速水解植物蛋白的方法生产蛋白水解液，然后加入焦糖色素、甜味剂、盐等配料，看起来和酿造酱油差不多。甚至有些产品把化学水解酱油和酿造酱油混在一起，令消费者难以分辨。

但是，化学水解酱油中可能含有3-氯丙醇类的有毒物质，需要管控。数量超标时会危害健康。同时，它们的鲜香味和酿造酱油所特有的风味也是有区别的。

> 2021年6月29日，我国市场监管总局发布了《关于加强酱油和食醋质量安全监督管理的公告》。其中明确指出："酱油是以大豆和/或脱脂大豆、小麦和/或小麦粉和/或麦麸为主要原料，经微生物发酵制成的具有特殊色、香、味的液体调味品。酱油生产应当具有完整的发酵酿造工艺，不得使用酸水解植物蛋白调味液等原料配制生产酱油。"

所以，那些用非酿造方法生产的调味品，不能再叫作酱油了。但它们也可以在市面上销售，名称可能就会变成某某调味液、某风味调味汁等。

但是，这些产品并非完全没有营养价值。只要安全指标合格，风味丰富的调味汁也可以提供酱油之外的调味选择，丰富人们的生活。

❓ 酱油为什么要添加防腐剂

酱油含有较多的盐，它本身就有一定的抑菌能力。盐是最古老的防腐剂，但盐太多时，酱油就会特别咸，既不好吃，也不健康。

由于消费者对酱油的鲜味要求越来越高，对过咸的产品越来越不满意，近30年来，酱油产品的盐含量不断下降，从1996年的平均25%降到2020年的平均13%，其中含量最低的产品已经降到了8%。盐少了，就可以多加一点酱油，菜肴的鲜香味就更足了。

如果盐含量有所降低，那么抑菌能力就会下降。毕竟我们不可能一天就把酱油用完，一瓶酱油要用一两个月，天天放在室温下，就可能出现微生物繁殖而长一层"醭"的情况，甚至会出现霉菌超标的情况。为了预防这种情况出现，只需添加少量的防腐剂就可以了。

❓ 酱油里的防腐剂会超标吗

酱油、醋等产品都不用担心有"超标使用"防腐剂的风险。酱油本身含有不少盐，醋里含有很多醋酸，本来就比普通食品的抗菌能力强，所以只需要加很少量的防腐剂，就可以实现室温下长期保存的目标。毕竟食品添加剂也是要花钱买的，达到效果之后再额外多加，对企业来说毫无意义，还增加成本。

　　酱油中最常添加的防腐剂是苯甲酸钠和山梨酸钾。苯甲酸钠也好，山梨酸钾也好，在国际上已经广泛使用了数十年，从未发现它们和癌症风险之间有什么关系。山梨酸本身是人体代谢中存在的物质，毒性（半致死量）甚至低于食盐。苯甲酸也是很多水果中存在的物质，比如蓝莓和蔓越莓中都含有苯甲酸，无须恐惧。

? 酱油里为什么会加糖和甜味剂

　　人们都知道，做咸味菜时，放一勺糖可以让味道更鲜美、口感更醇厚，所以红烧肉、红烧鱼等要放糖，鱼香肉丝、宫保鸡丁要放糖，甚至餐馆里的拌凉菜也常常要放点糖。

　　同理，酱油里少量加一点糖，也会让咸味变得柔和、鲜美又丰富。所以，在酱油的配料表中，常常会看到白砂糖和果葡糖浆等甜味来源。

　　白砂糖的化学名称是蔗糖。果葡糖浆是玉米淀粉经过酶水解制成的产品，化学成分是葡萄糖和果糖，有清爽可口的甜味。顺便说一句，果葡糖浆是一些甜味饮料的主要配料。

　　近年来，因为响应WHO和各国营养学家的"控糖"建议，很多消费者都会优先选择低糖或无糖产品。实际上，酱油的每人每天用量很小，只有一两勺。这点酱油中的糖总量非常有限，不足以对每天膳食中的糖摄入量产生重大影响。就算其中含有10%的白糖，每天吃20克酱油（约2汤匙），也只会吃进去**2克糖**，只占每天添加糖限量（**50克**）的**4%**。所以，买酱油的时候不必追求"零蔗糖""低糖"之类的概念。

❓ 酱油里的三氯蔗糖是什么

顺应消费者的控糖需求，包括酱油在内的一些调味品也开始注重减糖问题。既要有甜味来调和咸味，又要把配料表中的碳水化合物含量（大致反映出酱油中的糖含量）降下去，这是一个矛盾。于是，很多酱油产品选择添加非糖甜味剂，也就是"代糖"。

三氯蔗糖是一种甜度相当于蔗糖数百倍的甜味剂，我国许可将其用于酱油等二十多类食品当中。这种甜味剂是英国人首先开发的，经过国际食品添加剂联合专家委员会（**JECFA**）的认可，在加拿大首先使用，而美国是它最大的销售市场。

甜味剂品种很多，比如糖精、甜蜜素、安赛蜜、阿斯巴甜等，为什么酱油企业们会优先选择三氯蔗糖呢？一方面是它的甜味很正，没有苦味和不良回味；另一方面是因为它的化学结构接近于蔗糖，在烹调的时候参与的化学反应和真正的糖比较类似。

实际上，由于酱油给三餐提供的糖总量不大，因此酱油生产企业也没必要为了控糖概念而添加甜味剂。

❓ 酱油里的谷氨酸钠和5′-呈味核苷酸二钠是什么

除了甜味物质，酱油里还经常添加鲜味物质。其中最常见的就是谷氨酸钠、5′-呈味核苷酸二钠（或称呈味核苷酸钠盐）和酵母抽提物。

谷氨酸钠是一百多年前日本学者从海带中发现提取的物质，俗称味精。谷氨酸是一种人体和其他动物体中都存在的氨基酸，可以作为肠道细胞的营养来源。加一些碱来中和谷氨酸，就能得到味精了。

味精在弱酸性条件下有最大的鲜味，在碱性条件下就会失去鲜味。所以有些酱油产品中会加一点点乳酸，很可能就是为了把酸碱度调整到味精鲜味最大的范围中。顺便说一下，乳酸是人体中存在的天然物质，也是泡菜和酸奶中的酸味来源，完全无须担心它的安全性。

5′-呈味核苷酸二钠是在鸡汤、肉汤里都存在的鲜味物质。把它和味精搭配使用的时候，能给味精的鲜味"做乘法"，大大增强食品的鲜味效果。"排酸肉""冷鲜肉"之类高档肉产品之所以口味更鲜美，原因之一就是在肉的后熟过程中会自然产生更多的5′-呈味核苷酸二钠。核苷酸这类物质存在于所有生物体的核酸（DNA和RNA）当中（包括人体当中），不是什么奇怪的人工合成物质。

？ 酱油里的酵母水解物是什么

酵母抽提物是用酵母作原料，把其中的蛋白质和核酸进行酶解，然后分离出鲜味物质，再浓缩制成的增鲜产品。它不仅含有5′-呈味核苷酸二钠和氨基酸等鲜味物质，还含有多种B族维生素。合格的酵母抽提物产品是安全的，各国都许可在酱油中使用这种增鲜成分。

酵母抽提物制作的工艺过程需要严格控制，既要避免其中产生味道不佳的蛋白质水解产物，也要避免水解过程中形成不利于健康的成分。

但是，因为添加酵母抽提物和谷氨酸钠可以增加酱油中的氨基酸态氮含量，所以如果一款酱油中不添加这些成分，而具有非常丰富的鲜味和香味，那才是真正扎扎实实的好酱油。

? 酱油里加焦糖色素有什么作用

焦糖色素只添加于老抽类产品当中，生抽酱油里是不会加的。这是因为焦糖色素具有强大的"上色"能力，一两勺就能让一锅菜变成褐色，适合用于红烧类和酱卤类的食品。

所谓焦糖，就是炒糖色时产生的那种褐色物质。做冰糖葫芦、拔丝山药之类的食物，就需要加热熔化白糖。白糖在受热熔化之后颜色会慢慢变成褐色，这个颜色就是焦糖色素。当然，现代工业所生产的焦糖色素有不同类型，有些用于深色饮料当中，有些用在面包点心（如黑森林蛋糕、可可饼干等）和甜食（如焦糖布丁、巧克力雪糕等）当中，有些用在酱油、调味汁等调味品当中。

既然从饮料里喝进去大量焦糖色素不可怕，吃加焦糖色素的甜点不恐惧，那么酱油里这点焦糖色素也同样不需要担心。

选酱油的两个关键指标

对于注重健康的消费者来说，减少酱油中的钠含量是一个重要的选择标准。酱油产品中的钠含量差异较大，能差出一倍，而且消费者在放酱油烹调的时候，放多放少通常是按照自己的习惯，而不会因为产品的钠含量不同，就刻意调整添加量。所以，如果酱油中的钠含量高，那么菜里的盐自然也就多了。

酱油的营养成分表，通常会以10克（或10毫升），或者以15克（或15毫升）作为"一份"来标注钠含量。1勺酱油大约是10克（或10毫升），所以这样标注比较方便。

选酱油的时候，把各种产品的钠含量都换算成每10克产品中的量，然后在氨基酸态氮含量最高的产品当中，选钠含量最低的一档，就好了。

例如，两款产品都是"特级酱油"。

A产品的氨基酸态氮含量是1.20%，即每10克中含钠495毫克；

B产品的氨基酸态氮含量是0.90%，即每15克中含钠1132毫克。

那么，都换算成10克时，B产品的含钠量是754毫克。显然，A产品的氨基酸态氮含量高、钠含量低，比B产品更优秀。

最优的选择，是买那些氨基酸态氮含量高，鲜味、香味超过平均水平而钠含量又偏低的产品。这样的产品咸味轻，鲜香味浓，加了酱油就可以不再添加盐、味精、鸡精等其他含钠调料，烹调的时候能达到既控盐又美味的效果。

? "零添加"酱油值得购买吗

我国批准使用的食品添加剂，几乎都是在其他国家中许可使用的品种。所谓"外国不用食品添加剂"是彻头彻尾的谣言。即便看不懂英文、日文，也可以买一包外国生产的薯片，买一瓶外国生产的饮料，念念后面的中文配料表，看看外国公司生产的产品里面有没有食品添加剂，就知道了。

实在介意食品添加剂的话，国内可以买到各大品牌的有机酱油和"零添加"酱油，并不存在"添加剂产品卖国内，无添加剂产品卖国外"的问题。

不过，所谓"零添加"，不等于产品最安全，更不等于产品最优质、最美味。

没有防腐剂的保护，含盐量又不够高，在开瓶后就需要冷藏保存，否则酱油容易出现长"醭"和发霉的情况。这些产品的标签上常常写着"开瓶后请冷藏""开瓶后冷藏更佳"等字样，遗憾的是很多消费者根本不看，一旦长霉变质，又会埋怨产品品质不好。

如果不加防腐剂，又不能做到开瓶后冷藏，产品中就必须加入更多的盐来防腐，极易造成产品过咸。如果使用时把酱油稀释一下，咸味倒是减弱了，但鲜味也减少了。

炒菜时，酱油最好在起锅时放

用酱油炒菜的时候，最重要的技术要点是：用优质的酱油，起锅时再淋酱油，同时减少其他调味品的用量。

酱油香味浓郁，并含有少量糖和增鲜剂，那就不需要再加味精、鸡精了，糖可以少放或不放，盐也可以减量。

酱油的鲜美味道和香气，是盐+鸡精所不能替代的。它会让人炒菜的时候调味更方便：前面完全不加盐，只需出锅时加一两勺酱油就好了。没有加焦糖色素的好酱油，可以在蔬菜的切口边缘勾上一层薄薄的红色，而并不影响蔬菜整体的绿色。（大家可以想象一下"手撕包菜"这道菜的状态，它就是炒菜不加盐、起锅加酱油的经典作品。）

起锅淋酱油有**4**个好处：

1　避免酱油深入菜肴内部，影响色泽；

2　避免酱油受热产生煳味，影响风味；

3　让咸味附着于菜的表层，暂时没有深入内部，可以在达到同样咸味感觉的前提下至少减少三分之一的盐（钠）；

4　可以靠酱油中少量的糖达到鲜甜的效果，而无须大勺放糖。

酿造食醋和配制食醋

酿造食醋是一种营养相当丰富的食物。在酿制过程中，醋酸能把谷物和麸皮原料中的大量B族维生素提取出来，也会把其中的钾、钙、铁、锌等元素溶出来。其中还含有来自粮食的糖分和可溶性的氨基酸。

和曾经的配制酱油一样，市面上也曾有很多用冰醋酸勾兑制作的非纯酿造产品，它们被称为"配制食醋"，风味和营养价值远远逊色于酿造食醋。

> 2021年市场监管总局发布的公告指出："依据《食品安全国家标准 食醋》（GB 2719—2018），食醋是单独或混合使用各种含有淀粉、糖的物料以及食用酒精，经微生物发酵酿制而成的液体酸性调味品。食醋生产应当具有完整的发酵酿造工艺，不得使用冰醋酸等原料配制生产食醋。"所以，今后消费者不需要去鉴别什么是酿造醋，什么是配制醋了。

注意看看醋的总酸度

就像酱油有个"氨基酸态氮"的指标一样，醋的关键指标是"总酸度"。醋的总酸度达到3.5%以上才可以作为合格产品销售。如果达到6%以上，就可以不添加防腐剂而长期室温保存。一般来说，延长陈酿时间，可以使酿造醋的总酸度提升。

陈酿的醋营养价值更高

醋酸是有挥发性的，所以新酿的醋有种刺鼻的味道。如果是冰醋酸，那个味道就更加呛人。但在陈酿的过程中，醋里的醋酸会逐渐挥发，留下更大比例挥发性较弱甚至不挥发的有机酸。同时，陈酿也会使水分蒸发一部分，浓缩醋里的氨基酸、糖分、维生素、矿物质和其他鲜味物质。

由于酸性条件有利于维生素B_1和维生素B_2的保存，也有利于谷物原料中矿物质的溶出，所以陈酿的醋里，维生素和矿物质非常丰富，有些产品中钙和维生素B$_2$的含量甚至可以达到牛奶的水平。当然，人们吃醋的量只有一两勺，而喝牛奶可以一两杯，所以，醋的营养再好，也不能媲美牛奶的营养作用。

水果醋和果醋饮料不一样

在粮食酿造醋的过程中，成分的变化是：淀粉—糖—酒精—醋酸。所以，凡是含有淀粉、糖、酒精的原材料，都是可以酿醋的，水果或水果干都是不错的酿醋原料。所以，我国传统中就有各种水果醋，如柿子醋、梨醋、苹果醋等。西方国家也有葡萄醋等果醋产品。

水果醋中含有水果自带的有机酸，也包含了水果的清新香气，在制作某些西餐食物和凉菜的时候别有风味。不过，水果醋和果醋饮料不是一回事。水果醋也要达到较高的醋酸含量，味道很酸，并没有明显的甜味，绝对不能当饮料来喝。而果醋饮料是在水中加入少量水果醋，然后加入大量的糖分和其他配料，喝起来酸甜适口。

广告宣传果醋饮料能治疗痛风，还能减肥。实际上，它们是饮料，而不是醋，不能起到帮助减肥的作用。甜饮料中的果糖是会升高内源性尿酸的，不加速引发痛风就不错了，不可能用它来治疗痛风。喝之前务必仔细看看标签上的配料表！

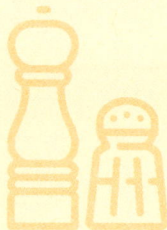

咸味食物都要纳入控盐当中

除了食盐，还有其他钠来源

很多慢性疾病患者需要控制膳食中的钠盐。食物中的钠绝大部分来自食盐（包括酱油、蚝油、面酱、大酱、酱豆腐、豆豉等调味品中的盐）。但是，还有除盐以外的很多其他钠来源，也要一起纳入控制。这些来源包括味精（谷氨酸单钠）、鸡精（谷氨酸单钠和呈味核苷酸钠）、小苏打（碳酸氢钠）、纯碱（碳酸钠），以及其他含钠食品添加剂（比如三聚磷酸钠、六偏磷酸钠、苯甲酸钠、丙酸钠等）。

钠怎么换算成盐的量

食盐是氯化钠，其分子量为58.5，其中钠的原子量为23，占分子总质量接近40%。

看食品标签上的营养成分表。先看第一列，找到"钠"这行，乘上2.5就大致相当于食盐的量。所有包装食物，包括调味品和加工食品，都可以按这个方法，把钠含量换算成相当于食盐的量。

❓ 味精和鸡精相当于多少盐

从市售产品包装上的含钠量可以计算出来，大约3克味精相当于1克盐的钠含量，大约2克鸡精相当于1克盐的钠含量。不过，这不能说明1勺鸡精相当于多少盐。鸡精产品的比容大约是盐的2倍。也就是说，2勺鸡精相当于1勺盐的重量，但只相当于0.5克盐的钠含量。所以，1勺鸡精相当于1/4勺盐的含钠量。

使用鲜味剂来减少食盐用量

巧用增鲜剂，可以减少加盐的量。比如说，原来要放2克盐的菜，放同样体积的鸡精，就相当于放1克鸡精。然而，鸡精产品的含钠量是盐的一半，所以放1克鸡精就等于放了0.5克的盐。然而，0.5克盐+1克鸡精的组合比2克盐还要好吃，却只含有相当于1克盐的钠——成功减钠50%。甚至，如果不放盐，只放1克鸡精，虽然味道比较淡，但因为有了一点鲜味，也能吃下去。

增鲜调味品要限量用

鸡精、牛肉精、蘑菇精、高汤块、浓汤宝、蔬之鲜、美极鲜、豉汁等几乎所有市售鲜味调味品，都是含有味精（谷氨酸钠）等添加成分的，也都是膳食钠的来源，少量用是可以的，但应限量、减量。既要避免千菜一味，又要避免加食盐/酱油之后又加入过多来自于增鲜剂的钠。

同类产品选择钠含量低的

如果觉得做计算太麻烦，直接比较同类产品的钠含量就行了。哪个比较少，就买哪个，非常简单。比如说，比较3款腐乳产品，每10克产品中的含钠量分别为256毫克、300毫克、430毫克，在口味差不多的情况下，就优先买256毫克的。

高盐调味品可以适当稀释

即便买的是盐含量高的调味品，也可以想办法控制钠摄入量。比如，买不到减盐的酱油，不妨采用"稀释"法自制减盐酱油：把酱油倒出来一天用的量，然后往里面加一半的水，按原来加酱油的量来做菜，就等于是用减盐酱油了。放心，就算加一倍水稀释，酱油在室温下安全存放一天也没问题。

可能你会担心：加了一倍的水再用，酱油的鲜香味道不就淡了吗？这个也不难解决。只需在炝锅的时候多加点葱、姜、蒜等调料，就能弥补味道的损失。如果是拌凉菜，可以加一些花椒粉、胡椒粉、五香粉之类的浓味调料，味道也一样不会寡淡，不全靠酱油里面的香味。

各种汤料、底料等都要加大稀释倍数

调查发现，各种火锅底料的钠含量都在4000～12000毫克/100克之间，火锅蘸料则在1600～3000毫克/100克之间。它们建议的稀释倍数，都是按照"口最重"的人设计的。所以，如果您打算适度控盐的话，那么各种汤底调料、速冲汤料，包括方便面调料，都要加大稀释倍数来用。

比如说，一包汤料产品，食用说明中建议用来冲200毫升的汤，那么你最好用半包冲200毫升的汤，否则咸味就太浓了，含钠量就太高了。1/3包冲汤是最合适的，因为它的设计浓度是0.8%～1.0%的盐，而0.2%～0.3%最为合适。

剩汤料用来煮汤煮面条

如果减少了汤料的用量，那么家里就难免会有用不完的汤料。比如剩方便面汤料、剩速冻馄饨汤料、挂面汤料之类。这些都是方便型的"复合调味品"，不妨在煮蔬菜、煮汤、煮面条之后用它们来调味，就不用再另加盐和鸡精了。

咸味和鲜味调味品，可以互相替代

用来增加鲜味的调味品以及各种汤料，实际上也都是含钠大户，和盐、酱油有一拼。所以，加了各种增鲜调料，就可以少加或不加盐和酱油等咸味调料了，不要重复。

比如说，加了鲍鱼汁、蚝油等，就可以不放盐了；加了鸡粉，就可以只放一半甚至更少的盐了。因为有了鲜味，哪怕咸味略淡一点，也会觉得好吃。

发酵调味品替代食盐

豆豉、各种腐乳（包括臭豆腐）、味噌（日本酱）、豆瓣酱、大酱（东北大酱或朝鲜大酱）、甜面酱、黄豆酱以及符合安全标准的泡菜、酱菜、雪菜等，大多数很咸，可以用来替代盐。毕竟盐里除了氯化钠和碘就没什么了，而发酵调味品还含有维生素和矿物质，腐乳和豆豉中的蛋白质也比较多。

咸味食物不可怕，膳食整体不过咸才是目标。豆豉和腐乳再咸，还能比食盐更咸吗？限量使用，然后少放盐或不放盐就可以了。论营养价值，它们不比纯的食盐更低。论热量，它们比白糖或烹调油低多了。如果用它们代替食盐调味，在同样咸度水平上，还可以提供一点蛋白质、钙和B族维生素。

榨菜、腌菜替代食盐

很多人听说榨菜和腌菜含有亚硝酸盐，实际上超市里合格的产品是符合食品安全标准的，主要问题是含盐量多。但是，它们盐再多，还能比相同量的食盐更多吗？一定要吃的话，可以把它们切碎，替代盐，用来拌菜或炒菜，菜里就不放盐和酱油了。和同样钠含量的食盐相比，还多了不少钾和膳食纤维呢。最要紧的是控制食用咸味食物的总量，坚决不能在吃咸味菜肴的同时，额外再吃各种咸菜。

此外，现在很多食品企业已经采取了减盐工艺。如果一定要购买榨菜等咸菜，建议认真阅读包装上的营养成分表，优先选择钠含量较低的品种。

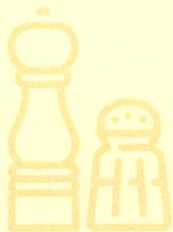

巧用食醋，
营养美味加倍

紫甘蓝加醋更鲜艳

凉拌紫甘蓝时，如果切得很细，加足够的醋，加一点糖或者蜂蜜，再加一小勺香油或者核桃油，不仅味道不错，而且颜色会呈现艳丽的粉红色。这是因为在北方碱性水条件下，紫甘蓝中的花青素很容易呈现暗紫色，而遇到酸之后，就会转为红色，而且性质更加稳定。

煮绿叶菜不要加醋

绿叶菜加醋煮之后，会导致叶绿素脱镁，颜色变得又黄又暗，而且口感也会变筋变老，这是因为酸性条件会使细胞壁变得更加坚韧。所以，用酸汤来煮鱼煮虾可以，但用酸汤煮蔬菜是不明智的。

绿叶菜加醋只是卖相和口感变差，在营养上没有损失，大部分维生素喜欢酸性而不喜欢碱性。在酸性水质的南方地区，为了卖相，有些餐馆会在烹调绿叶菜的时候多加点油盐，让它更容易保持绿色。甚至还有加碱性石灰水来保绿的做法。如果想要吃酸味菜肴的话，也不麻烦，先把蔬菜做熟，之后再加含有醋的调味汁来拌着吃或者蘸着吃。

油醋汁就是油+醋

拌沙拉时，调味品的选择之一是油醋汁。在油醋汁中，油的比例超过**50%**，所以油醋汁并不是特别少油的选择，只不过，和各种沙拉酱相比，油醋汁不太咸，只有醋里那点盐。同时，油包裹于蔬菜表面，使它们和盐的接触速度减慢，盐渗不进去，有利于减盐。

炒菜加醋保护维生素

醋和其他酸味物质对蔬菜中的各种营养成分完全没有破坏作用。其中的醋酸对维生素C、维生素B_1、维生素B_2和多种抗氧化物质还有一定的保护作用。对于颜色浅的蔬菜来说，加褐色的醋可能不利于让卖相好看，不妨加入酿造白醋，或者直接加入柠檬汁。

炒浅色蔬菜时先加醋能保脆

如果炒一些颜色浅、口感脆的蔬菜，先加入醋有利于保持脆爽口感，比如豆芽、土豆丝、藕片、西葫芦等。醋提供的酸性环境，可以让蔬菜的细胞壁更加耐热。细胞壁不垮掉，蔬菜的质地就不会软塌塌的。同时，酸性环境还可以帮助保存蔬菜中的维生素C。

少量加醋增加鲜味

对于北方碱性水质的地区来说，烹调时少量加点醋，有增加鲜味的作用。这是因为食物中的谷氨酸，以及加进去的味精，在弱酸性条件下能够呈现谷氨酸单钠状态。这种状态是令味道最为鲜美的。如果碱性过强，呈现"谷氨酸二钠"的状态，就会完全失去鲜味。不过，加醋也不能过多，如果酸性太强，钠离子"逃走"，呈现不解离的谷氨酸状态，鲜味也会减弱。

做海鲜河鲜时先用白醋和柠檬汁腌一下

做海鲜河鲜时，都可以用酸味的调味品稍微腌一下。酸可以中和海鲜河鲜中碱性的腥味物质，使风味更加清新。同时，酸味也可以帮助蛋白质产生更紧实的质地，不容易在烹调过程中变散变糟。

醋能溶出抗氧化物质

黑豆、红豆、黑花生、红花生等有色种子的表皮中含有花青素，而花青素极易溶解在酸溶液中。比如说，把大量黑豆泡在醋里，醋便溶入了花青素。使用这种醋拌菜，对于补充抗氧化物质可能有一定的效果。不过，生的豆子还是要慎吃，因为其中含有凝集素和酶抑制剂。如果想吃醋泡黑豆，还是用炒熟的豆子浸泡比较安全。

醋有利于降低餐后血糖和血脂

有关醋降低血脂的研究已经为数众多。一些使用荞麦等多种全谷杂粮的保健醋产品，甚至通过相关研究测试，申请到了血脂调节功能的保健食品批号。

欧洲和日本也有多项研究证实，配合主食食用或在食用主食之前，摄入较多的醋（如6%总酸度的陈酿醋30毫升），有利于降低餐后血糖。其机制包括延缓胃排空、延缓葡萄糖的吸收速度、促进肝糖原的合成、提升肌肉对葡萄糖的摄取速度等。不过，由于醋对胃有一定的刺激性，这个控血糖方法并非人人适合。

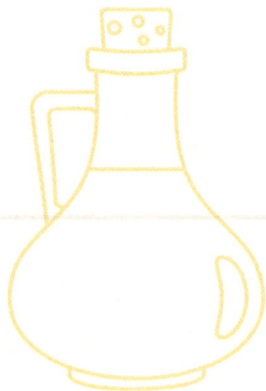

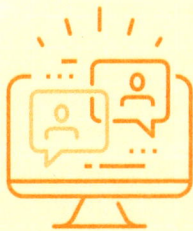

网友问答

1. 炒菜油中含多少脂肪，应当怎样看标签

问 我家油瓶上的脂肪含量是167%，应该怎么理解？

答 看食品标签上的营养成分表时，如果你想知道其中脂肪含量是多少，不要看百分数，要看前一列，具体的克数。100克油脂中脂肪克数通常是99.9克，也就是它的脂肪含量是99.9%。

因为按营养素参考值（NRV），一天中的脂肪摄入量标准是60克。99.9克脂肪，除以60克，结果就是167%。换句话说，吃100克的炒菜油，相当于吃进去了成年人一天应当吃的脂肪数量的167%。

100克炒菜油，热量值是899千卡。这个数据告诉我们，烹调油真的是高脂肪、高热量的食品。

有些产品用"一份"来替代100克，因为按法规，既可以标100克的含量，也可以标一份产品中的含量。

《中国居民膳食指南（2022）》推荐每天摄入25～30克烹调油，有的产品就把"一份"油定为25克，但也有产品把一份定为15克。这样，消费者看到1份15克油里的数据，脂肪只有14.9克，就觉得没多少。但是要注意，脂肪含量仍是**99%**。

标签里还有一列数据，是**24.8%**，这是说吃了**15克**这种油之后，就摄入了相当于一天该吃的脂肪总量的**24.8%**。换句话说，**15克油**相当于一天该吃的脂肪数量的**1/4**，而不是说这种油里面只含有**24.8%**的脂肪。

按**NRV**的值，一天中比较合适的脂肪摄入总量是**60克**。除了炒菜油，我们还吃鱼、肉、蛋、奶、豆制品、坚果零食，还有加了油制作的一些面食点心……这里面都是有脂肪的。

每餐多吃5克炒菜油，就增加了**45千卡**的热量。普通人日常中速走15分钟，大约正好消耗**45千卡**的热量。如果多吃20克炒菜油，就得多走1小时的路！

> 每天如果多吃5克油，又不想办法消耗掉，理论上来说，一年就可能增加1.8千克的肥肉！所以，要想保持苗条状态，不控制烹调油的用量真的不行啊……

2. 炒菜油有排名吗？哪种是全能冠军

问 不知道什么油叫作好油。价格差别那么大，健康作用真的有很大差别吗？每个产品都说自己特别好，有没有哪种油在健康方面是全能冠军呢？

答 以下就按照不同指标，对常见食用油进行排名。消费者可以根据自己最重视的指标来选择不同的烹调油产品。

（1）热量排名

各种精炼食用油都并列第一名。因为脂肪含量均为**99.9%**，热量值均为**899千卡/100克**，没有什么显著差异。在所有食物当中，食用油这个热量值是货真价实的热量第一名了。

（2）胆固醇含量排名

所有植物油都并列最后一名，因为植物油都不含胆固醇。胆固醇只有动物性食品里才会有。植物油里只有植物固醇，包括谷固醇、豆固醇、菜油固醇等。

动物油的胆固醇含量排名如下。

第一名奶油**209毫克/100克**。

第二名牛油**153毫克/100克**。

第三名猪板油**110毫克/100克**。

第四名鸭油**83毫克/100克**。

［以上数据来自《中国食物成分表》（第2版），北京大学医学出版社，**2009**。］

所以可以说，在动物油当中，奶油是胆固醇含量相对最高的。当然，由于动物的营养状况不同，动物所产油脂的胆固醇含量还会有微小的差别。

（3）植物固醇含量

可能会有人问：植物油里的植物固醇含量呢？哪种油比较多？

其中含量最高的是芝麻油，**588毫克/100克**。

第二名和第一名很接近，是菜籽油，570毫克/100克。

第三名是胡麻油，441毫克/100克。

后面是葵花籽油和大豆油，分别是372毫克/100克和317毫克/100克。

橄榄油排在第六位，270毫克/100克。

（以上数据来自《中国食物成分表标准版第一册》，北京大学医学出版社，2018。）

（4）维生素E含量

无论是大豆、花生还是葵花籽，或者是其他坚果，植物种子当中或多或少都含有维生素E，榨油的时候也就一起转移到了油里。所以，植物油是膳食中维生素E的重要来源。

维生素E有几个不同的组分，这里按总维生素E来排名。

第一名是大豆油，93.1毫克/100克。

第二名是棉籽油，86.5毫克/100克。

第三名是芝麻油，68.5毫克/100克。

第四名到第七名分别是菜籽油（60.9毫克/100克）、葵花籽油（54.6毫克/100克）、玉米油（50.9毫克/100克）和花生油（42.1毫克/100克）。

橄榄油、椰子油和棕榈油所含维生素E都比较少。

（以上数据来自《中国食物成分表标准版第一册》，北京大学医学出版社，2018。）

（5）维生素K含量

维生素K不仅对凝血功能很重要，还对骨骼健康和心血管健康有帮助。维生素K有不同组分，其中维生素K_1（叶绿醌）广泛存在于各种植物性食品中；维生素K_2则主要存在于发酵的植物性食品中。因为它是一种脂溶性的维生素，所以在榨油的时候，种子中的维生素K_1也会跟着跑到油里。

常见油脂的维生素K_1含量排名如下。

第一名是大豆油，维生素K_1的平均含量为193毫克/100克。

第二名是菜籽油，维生素K_1的平均含量为141毫克/100克。

第三名是橄榄油，维生素K_1的平均含量为55毫克/100克。

芝麻油和核桃油并列第四名，含量为15毫克/100克。

花生油、玉米油、葵花籽油等含量都比较低，只有个位数。

（数据来源：Ferlandt G and Sadowski J A. Vitamin K_1 (Phylloquinone) Content of Edible Oils: Effects of Heating and Light Exposure. Journal of Agriculture and Food Chemistry. 1992, 40: 1869-1873.）

（6）维生素A

植物油里有维生素E和维生素K，但没有维生素A和维生素D。一些植物油中有胡萝卜素（维生素A原），但含量不够高，在膳食维生素A供应中的意义不那么大。动物油里有这两种维生素，但猪油、牛油、羊油、鸡鸭油中的含量也很低，根本不是这两种维生素重要的食物来源。

只有一种油脂是膳食维生素A的好来源，那就是奶油（黄油、白脱），维生素A含量高达840微克（以RAE计）/100克。

（以上数据来自《中国食物成分表标准版第一册》，北京大学医学出版社，2018。）

（7）饱和脂肪酸含量

这个项目上，椰子油当之无愧地排第一位。椰子油要到20多摄氏度才会熔化，冬天就是硬邦邦的肥皂状凝块。这么高的凝固点，猪油、牛油、黄油等大众心目中饱和度高的脂肪也自叹不如呢。

按我国数据，4个椰子油样品的饱和脂肪酸含量平均为85%。

植物油中的第二名是棕榈仁油，饱和脂肪酸含量在53%～77%之间。

第三名是棕榈油，两个样品的饱和脂肪酸平均含量是50%。

花生油和稻米油并列第四名，饱和脂肪酸平均含量在17%～20%之间。

然后是玉米油、大豆油、芝麻油和橄榄油，饱和脂肪酸平均含量在12%～16%之间。

葵花籽油在10%左右，菜籽油和茶籽油更低一些，还不到10%。

（以上数据来自《中国食物成分表标准版第一册》，北京大学医学出版社，2018。）

日常吃牛羊猪肉较多的人，饱和脂肪酸就会吃得比较多，可以考虑选用饱和脂肪酸含量低的油来烹调。

（8）不饱和脂肪酸总量

饱和脂肪酸含量最低的植物油，自然也就是不饱和脂肪酸含量最高的品种了。

不饱和脂肪酸含量的前三名是菜籽油、茶籽油和葵花籽油。

然后是玉米油、大豆油、芝麻油和橄榄油。

棕榈油、棕榈仁油和椰子油含量垫底。

（9）单不饱和脂肪酸含量

橄榄油之所以闻名遐迩，主要是因为它富含单不饱和脂肪酸，确切地说，是富含油酸（十八碳烯酸）。单不饱和脂肪酸对心血管比较友好，有利于提升HDL-c（所谓"好胆固醇"），降低LDL-c（所谓"坏胆固醇"）。

其实，如果要得到单不饱和脂肪酸，不一定非要买橄榄油。还有很多其他选择，性价比也许会更高。

茶籽油的单不饱和脂肪酸含量高居榜首，是75%～79%。

橄榄油高达70%～78%。

高油酸葵花籽油是78%。

高油酸花生油是75%。

低芥酸菜籽油是59%～65%。

花生油是38%～45%。

稻米油是38%～40%。

芝麻油是35%～40%。

玉米油是28%～31%。

葵花籽油是20%～30%。

大豆油是21%～25%。

椰子油是6%～8%。

（以上数据来自《中国食物成分表标准版第一册》，北京大学医学出版社，2018。）

（10）ω-3脂肪酸含量

鱼油就不谈了，没人会用它炒菜。猪油、牛油、羊油、奶油等动物油ω-3脂肪酸的含量也是微乎其微。

植物油中的ω-3脂肪酸主要是α-亚麻酸。它可以在人体内转化为DHA，不过在杂食者中的转化效率只有3%～4%。虽然听起来不算高，但ω-3脂肪酸的需求量并不大，即便是孕妇，每天只需要250～500毫克的DHA就够了。

如果按一天要吃250毫克DHA、而从α-亚麻酸到DHA的转化率只有3%来计算，一天只需要吃8.3克的α-亚麻酸就可以。靠吃油来满足，还是有可能的。

常见植物油中α-亚麻酸含量最高的，毫无疑问是麻类种子榨出的油了，含量在30%～60%之间。其中亚麻籽油最为突出，但胡麻油、大麻油、火麻油等麻类家族的油也都有类似的优势，各品种和产品的差异有所不同，但都大幅度领先其他植物油。此外，还有牡丹籽油、紫苏籽油等小众油品也有这个高α-亚麻酸优势，不过一般超市里买不着。

第二梯队就是α-亚麻酸含量在5%～10%之间的一些油品了。包括核桃油、低芥酸菜籽油和大豆油。松子油也在这个族群里，只是松子实在太贵了，用来榨油太可惜。

其他的油就基本上没有供应ω-3脂肪酸的意义了。橄榄油也好，茶籽油也好，花生油也好，玉米油和葵花籽油也好，α-亚麻酸含量通常低于1%。

（11）ω-6脂肪酸含量

植物油中的ω-6脂肪酸主要是亚油酸。在我国现有的油品里，亚油酸丰富的品种大行其道，缺乏的可能性很小。事实上，我国大部分人膳食中的ω-6脂肪酸/ω-3脂肪酸的值过高，需要往下降一降。所以，食用油中的亚油酸含量高并不是一个优点，毋宁说可能是缺点。

亚油酸排名第一的油品必须是红花籽油，亚油酸含量高达75%左右。

葵花籽油的亚油酸含量在52%～65%之间，核桃油也在60%左右，可以并列第二名。

玉米油和大豆油的亚油酸含量在49%～53%之间，可以并列第三名。

芝麻油的亚油酸含量是40%～47%。

稻米油是35%～37%。

花生油在30%～40%之间。

低芥酸菜籽油在15%～25%之间。

茶籽油是7%～9%。

橄榄油是5%～9%。

椰子油是2%左右。

（12）必需脂肪酸的含量和比例

人体只有两种必需脂肪酸，就是ω-6系列的亚油酸，以及ω-3系列的α-亚麻酸。这两类必需脂肪酸的比例以（4～6）∶1为好。

一般来说，食物当中ω-6系列的亚油酸来源广泛，比如鸡肉、坚果等都有。大部分炒菜油里也是亚油酸含量高，所以是不用担心缺乏的。

比较难凑够的是ω-3脂肪酸。如果吃鱼不太频繁，或者吃的鱼品种不对，既不是高脂肪海鱼，也不是食肉淡水鱼，那么很难从食物中得到足够的ω-3脂肪酸。这会带来炎症反应过高、容易长痘痘、心血管病风险上升的问题。（可能有人会问："不食肉的淡水鱼"呢？比如鲢鱼、草鱼、鲫鱼、鲤鱼、鳙鱼、武昌鱼……它们都是食草淡水鱼，ω-3脂肪酸含量很少。）

两种必需脂肪酸含量都特别丰富，而且两者比例还令人满意的，只有核桃油和大豆油两种。

核桃油中，ω-6的亚油酸含量为60%左右，而ω-3的α-亚麻酸含量在10%左右，比例正好是6∶1，比较完美。

当然，具体各品种、产地的比例会略有差异。α-亚麻酸含量最高的野生核桃可以达到近20%，但也有的核桃低到5%。无论如何，核桃在这个指标上都是傲视群雄的，传统养生中把核桃捧得比较高，是有科学道理的，尽管核桃在坚果中算是相对便宜的一种。

大豆油中亚油酸含量为50%左右，α-亚麻酸含量在6%～10%之间，比例也比较合适。

如果要找第三名的话，那就是低芥酸菜籽油了。它的亚油酸含量在20%左右，α-亚麻酸含量在4%～10%之间。

要数第四名，可以算上亚麻籽油了。它的α-亚麻酸含量很高，但亚油酸比例只有15%～25%，比例是倒过来的。这一点其实正好是个大优点，因为大部分加工食品和肉类当中，都比较缺乏α-亚麻酸，可以用亚麻籽油来"找补"平衡一下。

其他那些油，不是亚油酸比例太大，和α-亚麻酸完全不成比例，就是两者都少，必需脂肪酸含量太低。

（13）耐热性

植物油中的饱和脂肪酸比例越高，多不饱和脂肪酸的比例越低，则其耐热性就越好。不耐热的油，在长时间高温油炸时，或爆炒、过火的时候，极易形成大量多环芳烃类致癌物，如苯并芘等。同时，还容易在加热过程中形成反式脂肪酸。

所以，对热最稳定的是椰子油，然后是棕榈仁油和棕榈油。

最不稳定的就是含有大量ω-3脂肪酸的亚麻籽油，然后是含大量ω-6多不饱和脂肪酸的玉米油、葵花籽油等。

看了这么多数据，有点眼花缭乱了吧。最后帮大家梳理一下。

你主要想从油中获得什么成分呢？你最在意的是哪种健康成分呢？

是单不饱和脂肪酸？是ω-3脂肪酸？是合理的ω-3和ω-6的比值？是既有单不饱和脂肪酸，又有合理的ω-3和ω-6的比值？这些看排名就可以了。

在脂肪酸比例合乎要求的情况下，可以选择维生素E、维生素K和植物固醇含量相对较高的品种。

如果你想要维生素A和维生素D，只有奶油（黄油）一个选择。

除了亚麻籽油和核桃油，其他油脂都可以用于日常炒菜、炖煮等烹调。但不饱和脂肪酸多的油脂最好避免冒油烟。

如果你想要煎炸后食物的口感好，而且耐热性强，产生的致癌物少，那么椰子油、棕榈仁油和棕榈油是好的选择。

具体该买哪一种，要看你具体需要哪种成分，喜欢什么风味，以及你的预算。一般来说，价格和营养价值没有很大的相关性，因为价格主要是由生产成本和营销成本决定的。至于口味呢，那就是萝卜白菜各有所爱了。

3. 橄榄油怎么也有反式脂肪酸呢

问 我买的是大牌明星代言的橄榄油，价格不菲，但是为什么标签上注明含有反式脂肪酸呢？橄榄油又不是氢化油，怎么会含有反式脂肪酸呢？

答 首先要表扬这位消费者的细心。

先要看买的是什么类型的橄榄油。如果真像宣传中说的是冷榨、初榨，不经过热加工的橄榄油，没有储藏太久时间，按理说不应当担心反式脂肪酸的问题。

但是，实际上市售橄榄油产品常常不是纯的冷榨初榨油，而会加入一部分精炼橄榄油。所谓精炼，就要经过脱色、脱酸、脱臭、脱胶等处理，是要加热的。加热过程中，就会有少量的顺式脂肪酸转化为反式脂肪酸。

橄榄油本身最主要的成分是油酸，即十八碳烯酸（18∶1）。它如果受到热的作用而发生顺反异构，形成的反式脂肪酸类似于氢化植物油中的反式油酸。其实，这个在加热过程中出现的顺反异构反应，不仅橄榄油会发生，其他油脂也同样会发生，而且在合理工艺和非煎炸烹调情况下，含量不会太高。按我国规定，如果产品中反式脂肪酸含量低于0.3%，就可以合法地标注为零。

按欧盟规定，油脂都需要标注反式脂肪酸的具体含量。所以，有些橄榄油标签上会标注反式脂肪酸的含量，如果含量低于**0.05%**，是合理状态；如果高于**0.1%**，可能不是纯的初榨橄榄油。在标签为"**extra virgin**"的橄榄油里兑精炼油、果渣油的，反式脂肪酸含量就会上升。

前面说过，因为这些低档产品中杂质较多，是必须进行精炼处理的，而精炼中包括了一道甚至多道加热工艺，所以反式脂肪酸含量会高于纯的冷榨初榨油。

我们要明明白白地消费，而不是只看是否是进口产品，是否有密集广告、明星代言。

4. 不吃碘盐，也不吃水产品，会缺碘吗？
还有哪些含碘食物

问　我有甲状腺结节，现在不吃海产品，也不吃碘盐，会不会缺碘？

答　食物中碘含量随水和土壤中的碘含量不同而差异甚大。一般规律是：坚果和豆类＞谷薯类；蛋类和鱼类＞肉类和奶类；海藻＞虾贝＞鱼类。

现在因为有了碘盐，所以凡是加盐多的食物，碘也会随之多一些。但再多也就是每100克食物中多了几十微克而已，远比不上海藻、虾皮、淡菜、鱼干之类海产品的碘含量高。

按数量级来比较具体如下。

干海带的碘含量是几万毫克/100克，紫菜是几千毫克/100克，虾皮干贝之类是几百毫克/100克，加盐调味的肉制品和鱼类是十几到几十毫克/100克，坚果豆类是十几毫克/100克，谷物、薯类、蔬菜、水果中的碘含量就是个位数了。

同样一种食物，高碘地区和低碘地区含碘量仍有较大差异，但无论如何，以上总体排序是不会变的。所以，在没有碘盐的时代，缺碘地区的受害者多是吃不到鱼肉蛋奶的人。哪怕每天能吃到一两个蛋，严重缺碘的可能性都会大大降低。

按我国内分泌专家的建议，在甲状腺激素水平正常的前提下，甲状腺结节患者和甲状腺功能减退患者适合采用"适碘饮食"，正常吃加碘盐，保持每日5克盐的摄入量。其他食物按膳食宝塔的推荐数量正常吃，饮食保持营养均衡。只是要注意不要长期、大量食用含碘很高的食物，比如海藻、海鲜、海鱼等。少量吃、偶尔吃仍是可以的。

如果有甲状腺炎症情况，比如桥本甲状腺炎或桥本甲状腺炎伴甲减，适合吃"低碘饮食"。此时仍然可以吃加碘盐，但要限制在5克以内。肉蛋奶等其他食物按膳食宝塔的推荐数量吃。海鲜、海鱼、海藻等食物最好暂时不吃。

甲亢患者和甲状腺癌患者应该采取"禁碘饮食"。碘也是人体的必需元素，所谓禁碘，不是说一点碘都不摄入，但需要注意完全不吃海产类食物，也不吃加碘盐。

总之，如果只是甲状腺结节，相关激素水平正常，没有医嘱要求必须减少碘摄入量，也不吃海产品，那么建议您还是正常吃加碘盐。

2

控糖有讲究，
每天不超过50克

小心甜蜜的陷阱

天然的糖有哪几种

在传统饮食中，用来增甜的天然糖主要有蔗糖、果糖、葡萄糖和麦芽糖这4种。还有不太甜的乳糖，乳糖水解出来的半乳糖，以及其他一些不太常见的糖，如甘露糖、木糖、阿拉伯糖、岩藻糖、异麦芽酮糖等。

白糖、冰糖、红糖、黄糖、黑糖……都属于蔗糖。只是纯度不同，结晶状态不同。

蜂蜜里面主要是果糖，也有部分葡萄糖和少量蔗糖。根据品种不同，三种糖的比例不一样。水果也一样，甜味来自蔗糖、葡萄糖和果糖的混合物，比例各不相同。

过小年时吃的关东糖、糖瓜、糖棒、饴糖等，属于麦芽糖。

这些糖都能产生热量，升高血糖。在发生低血糖的时候，喝白糖水、喝葡萄糖水、吃麦芽糖，都能让血糖迅速升高，以防有生命危险。但正因为有热量、升血糖，它们被很多人嫌弃。

> 按世界卫生组织和我国营养学会的建议，添加到食品里的这些甜味糖每天最多不能超过50克，最好限制在25克以内。一瓶500毫升的甜饮料就差不多含50克添加糖了，所以每天的糖摄入量极易超标。

[?] 有低血糖指数的糖吗

各种糖的血糖指数（GI）不一样，甚至差异很大。摘取国际血糖指数表和中国食物成分表（标准版）中的数据，列于下表。

表　常见糖的 GI 值

品种	葡萄糖	麦芽糖	蔗糖	果糖	乳糖	异麦芽酮糖
GI值	100	105	65	23	46	32

果糖和乳糖之所以血糖指数较低，是因为它们在小肠中的吸收速度比较慢。但也正因如此，部分人对它们存在不耐受反应，短时间大量摄入时可能造成腹泻。

果糖也不是可以放心吃的健康糖

现在超市里有果糖产品出售，很多奶茶店、饮品店、焙烤食品店和甜品店也越来越喜欢用果糖来替代白糖增甜。因为果糖比白糖更清甜。

果糖这两个字听起来显得比较健康，让人想到水果的好处。少量吃果糖，如每天几克到十几克，对健康是有益无害的。如果按照《中国居民膳食指南（2022）》的建议，每天吃200~350克的水果，摄入的果糖是不会过多的。只有从各种饮料、甜点等食物中摄入很多果糖，才有可能造成果糖过量的情况。

但是，多吃果糖的健康危害是很大的。它升高血糖的速度虽然比葡萄糖慢得多，但不容易让人感觉饱，而且会促进肝脏合成脂肪。目前营养学和医学研究证据表明，果糖摄入过多可能增加患脂肪肝、肥胖、高尿酸血症等多种疾病的危险，造成胰岛素抵抗，甚至加速衰老。

？ "低糖"和"零糖"是什么意思

按我国相关法规（《预包装食品营养标签通则》GB 28050—2011），食品如果要标明"低糖"，产品中的糖含量应当低于5克/100克或5克/100毫升。如果要标明"零糖"，产品中的糖含量应当低于0.5克/100克或0.5克/100毫升。

这里所说的糖，包括了上面所说的蔗糖、果糖、葡萄糖和麦芽糖等各种糖。

？ 哪些能替代糖的甜味物质是比较天然的

目前的无糖或低糖食品里，常常用来替代糖的是这么几类：糖醇、低聚糖、天然糖苷类物质，以及合成甜味剂。其中前三类可以算是比较"天然"的物质。

水果当中天然存在各种糖醇，但用于食品工业的木糖醇等是用糖经过催化加氢方法制成的，这个工艺不会引入有毒有害物质。果蔬和豆类中天然存在多种低聚糖成分，工业生产的低聚糖常常要用到微生物发酵技术和酶水解技术，这些工艺也不会产生有害物质。

糖醇和低聚糖的优点是甜味自然、安全性高、吸收利用率低、热量低（但也不是零）、升血糖慢，同时也不会造成牙齿龋坏的问题。各国都没有对食品中添加糖醇和低聚糖的量做限制，除了婴幼儿食品或一些医用食品之外，各种日常甜味食物中都可以"按生产实际需要使用"。

？ 有天然存在的代糖吗

糖醇和低聚糖通常不叫"代糖"。代糖这个词主要用于糖苷类甜味剂和合成甜味剂。

一些植物当中天然含有甜味的糖苷类物质，如甘草和甜叶菊。我国是甘草和甜叶菊产量最大的国家。把这些甜味成分提取出来，就可以作为甜味剂使用。

按同样浓度来比较，甘草糖和甜叶菊糖的甜味远比蔗糖要强烈（比如甜叶菊糖的甜度是蔗糖的100~300倍），而且甜味"不太正"，单独用的时候味道有点怪。它们适合和真正的糖或糖醇配在一起用，做成低糖食品。在少量用的时候，未发现它们对人体有明显危害。有研究综述总结了有关甜叶菊糖安全性的研究报告，认为它在代糖中是比较安全的一种。

最常用的代糖是合成甜味剂

合成甜味剂虽有甜味，但和糖没关系，它们是可以用化学方法合成的物质。它们的甜度比白糖高很多，几乎不含热量，也不升高餐后血糖，而且成本更加低廉。比如糖精、安赛蜜、甜蜜素、阿斯巴甜、三氯蔗糖等。它们常被称为"代糖"或"人工甜味剂"（artificial sweeteners），甜度从白糖的几十倍到上千倍不等。

这些甜味剂的味道也不那么"正"，单用的时候感觉甜味怪怪的，所以通常是多种混用。例如果脯、蜜饯之类的产品，如果仔细看看配料表，常常会发现有"甜味剂扎堆开会"的现象。如果加一部分真的糖或糖醇，余下一部分再用多种甜味剂混配，甜味效果会更好、更自然。在合成甜味剂中，三氯蔗糖味道相对比较正，甜度又特别高，所以它受到很多食品企业的喜爱。

人工合成甜味剂的用量受到各国法规限制。比如说在我国，阿斯巴甜可以添加在糕点类食品中，但添加量不能超过**1.7克/千克**；如果添加在面包里，不能超过**4.0克/千克**。又如，三氯蔗糖许可使用在酱油、醋、水果罐头、饮料和焙烤食品中，但用量不能超过**0.25克/千克**；用在果冻和果酱中的时候，用量不能超过**0.45克/千克**。

代糖没有传说中那么好

阿斯巴甜、甜蜜素、三氯蔗糖之类的"代糖"能不能帮助人减肥？目前为止，虽然研究结果并不一致，但没有哪一项研究能证实它们有利于减肥、有利于预防慢性疾病，而发现它们降低胰岛素敏感性、扰乱肠道菌群等反面的效果却不少。

甜味剂能欺骗我们的味蕾和大脑，却不能改变不健康食物的营养价值。它们不是毒药，偶尔吃一次没关系，但千万不要把减肥的希望寄托在代糖上，更不要以此为理由纵容自己吃那些营养价值低的东西。

糖醇吃多了容易拉肚子

为了减少糖的用量，现在很多甜味产品都选择用糖醇作为甜味剂。糖醇类既不会毁牙齿，也不会快速升高血糖。但是，它食用的数量也要严格限制。因为糖醇类在小肠中吸收率低，吃多了堆积在肠道里，等于是用很多类似糖的东西来"腌"自己的肠子，易造成胀气、腹泻、腹痛等不适感。

过多的糖醇对肠道有刺激作用，而且会造成肠道菌群过度活跃，可能引起胀气和腹泻等不适。大部分糖醇类物质以每天不超过20克的用量为好。即便是赤藓糖醇等肠道刺激较轻的产品，增大用量时也可能带来肠道不适。

> 特别需要提醒的是，有急性或慢性腹泻、慢性肠炎、肠易激综合征等疾病的患者，大便不成形的人，以及痔疮患者，不适合吃添加较多糖醇的食物。因为他们的肠道会更为敏感，症状会更加严重。

低聚糖吃多了可能胀气

低聚糖在人体小肠中不能被消化吸收，但可以在大肠中被大肠微生物作用，产生短链脂肪酸、氢气、甲烷、二氧化碳等代谢产物。少量的低聚糖可以促进大肠中双歧杆菌等有益微生物的繁殖，降低肠道腐败菌的比例，并有益多种矿物质的吸收利用。所以，它也被称为"益生元"和"益菌因子"。

然而，过多的低聚糖和糖醇一样可能带来肠道不适。相比于糖醇，低聚糖造成腹泻的作用略小，但引起腹胀和排气的能力更强。

无糖食品最大的麻烦

无糖食品最大的麻烦，就是让很多人以为可以放心吃。其实"无糖"并不能保证餐后血糖升得慢，"无糖"也不意味着营养价值更高。因为甜味剂有很多品种，其生理作用没法一概而论，而且很多品种还没有经过大量研究，难以确定。能确定的就是：第一，不要纵容自己嗜甜的饮食习惯；第二，挑选营养价值高的食物吃。

红糖有点营养，但也不宜多吃

和纯度较高白砂糖相比，红糖的营养价值略高一些。虽然维生素含量已经微乎其微，但其中浓缩了甘蔗汁中的钙、铁、锌等元素。如果用它替代白糖做甜味食品，多少还能增加一些矿物质。但是，如果因为这个原因就用红糖替代牛奶来补钙，替代肉类来补铁，那就不靠谱了。

世界卫生组织和我国膳食指南建议最好每天把添加糖控制在25克以内。红糖毕竟含94%以上的糖，也在添加糖的范围当中。多吃糖无论如何都是促进增肥的，既促使血糖上升，又促使长痘痘。女生生理期时如果想喝热红糖水，可以喝一杯。**250毫升水中最多加入25克糖**，还在一天的限量当中。但是，千万不可因为"红糖有营养"的说法，就一杯接一杯地喝红糖水。

家庭调味也会引入过多的糖

要控糖，不仅仅要少喝甜饮料、少吃甜食，还要小心家里烹调加入的糖。很多人在家里吃八宝粥加糖，喝绿豆汤加糖，炖银耳羹加糖，煮水果汤加糖，喝牛奶豆浆加糖……再加上糖醋排骨、糖醋里脊、鱼香肉丝、咕咾肉等加糖烹调的美味菜肴，一天轻松就能吃进去几十克的糖。所以，要尽量养成喝粥喝汤不加糖的习惯，甜味菜肴也不能经常吃。

不吃糖对健康无害

一辈子不吃白糖、冰糖、红糖、果糖浆之类，不吃甜食、不喝饮料，对健康也毫无害处。只要有淀粉类主食，消化吸收后就能够供应足够的葡萄糖，因为人的身体代谢只需要葡萄糖。

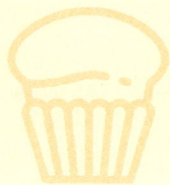

家庭调味小妙招

自制家常调味汁

日常用芝麻油/橄榄油/葱油之类，浅浅1汤匙，加生抽或蒸鱼豉油，加1勺白开水稀释（否则太咸了），再加点香醋（按自己口味，先少放点，不够再加），撒一点烤香的熟芝麻或花生碎，再按自己的喜好加一点葱花/香菜末/辣椒碎，就很好吃。

使用喷雾调料瓶做少油少盐沙拉

做少油少盐的蔬菜沙拉，可以买几个喷雾调料瓶。先用少量橄榄油、核桃油或芝麻油等在蔬菜上喷一下，或将蔬菜拌一下，让蔬菜表面被油膜包裹，避免直接和盐接触。再喷上一层水果醋或香醋。然后喷少量生抽酱油或鲜味酱油。最后撒一把炒香的芝麻或花生碎，拌一下。这样做油盐添加量都很少，而且非常好吃。

选择脂肪少点的沙拉调料

沙拉酱通常含有大量油脂。其中蛋黄酱含量最高，脂肪含量可高达 60%～80%。千岛酱略低一些，但通常也在40%以上。也有一些沙拉调味汁脂肪含量可以低到30%以下。购买的时候可以仔细看一下产品上的营养成分表，选择脂肪含量较低的产品。

酸奶也可以拌沙拉

一些清爽的蔬菜沙拉，可以用酸奶替代沙拉酱来拌。酸奶的脂肪含量只有3%，远远低于各种沙拉酱。它有一定的黏稠度，质地上很像沙拉酱，但营养价值要高得多。

很咸的食品可以当成咸味调料

很多食品的钠含量都太高，直接食用非常不健康。但是，这并不意味着就完全不能吃。

加工肉类熟食普遍含钠量太高，各种仿肉豆制品也比较咸，但它们的蛋白质还是比较丰富的，各种微量元素也很多。考虑到夏天大家不爱做饭，买点熟食吃起来方便，完全可以用它配合不加调料的原味蔬菜吃。

例如，把烧鸡肉切碎了，用来拌生菜沙拉；将比较咸的盐水鸭放在水里，先煮一会儿，把油和盐煮出来，然后用来煮大白菜；用咸味的"素鸡"来"水油焖"小白菜等。咸鸭蛋的蛋白部分也太咸，可以切碎，用来炒饭，或者蒸蛋羹的时候放进去，然后就不用放盐和酱油了。比较咸的泡菜、雪菜等，也可以用来炒饭、炒菜、做煎饼，就不用加盐了，还能让食物别有风味。

总之，太咸的东西可以用来替代盐。一餐的总钠量不能超标。

巧用红腐乳汁

1　蒸蛋羹时不加盐，在蛋液中加多半勺腐乳汁，粉红色蛋羹的味道很别致。

2　炒蔬菜时不放盐，最后加1勺腐乳汁，比如腐乳空心菜。

3　做圆白菜丝煎饼、土豆丝煎饼时不放盐，加入腐乳汁，粉红色的饼很漂亮，有泡菜饼的外观。

4　替代一半酱油用来炖红烧肉，成菜颜色更好看。

芥末风味的别致妙用

在凉拌菜的时候，如果能加一点点青芥或一滴芥末油，味道就更好了。一定要少放，不能感觉出辣味来，但却能让人感到特别清爽愉悦。炒青菜先不要急着放盐，关火之后加一勺生抽，再加入少量青芥，味道会意外地清新爽口。

炒蔬菜时最后加酱油

炒菜时，临起锅再加酱油是最理想的。提前放酱油，一则会影响色泽，让蔬菜显得不那么新鲜，二则会让蔬菜细胞提前渗水，影响菜的脆嫩口感，三则会因为高温让酱油产生煳味，四则会把水溶性维生素从细胞中"腌"出来，让它们直接接触锅体的热量，增加损失。

关火之后，再趁余热加入生抽或鲜味酱油，快速翻匀之后立刻装盘。这样，酱油把菜的边缘轻轻地勾上一层红色，和菜叶的绿色相映成趣，色泽更加温暖明亮。同时，这样做还能减少盐分对蔬菜的渗透，用较少的盐达到理想的咸味效果。

凉拌蔬菜时不要提前加盐腌制

凉拌菜的时候，很多人喜欢提前加点盐腌半小时，出水之后把水挤掉，再重新放调味品。这种做法会增加盐在食物内部的渗入，非常不利于控盐。同时，挤水也会损失其中的维生素C、叶酸和钾等营养素。更为合理的方式是，完全不腌制，在上桌之前直接加少量盐和香油，或浇上少量炒香的热油炝一下，即可食用。这样，口味更加清新，而且菜肴内部的盐很少。

焖豆角时放少量八角有肉香

焖豆角、炖茄子、炒菜花的时候，人们常常用肉汤或五花肉片来提供香味。如果没有肉，可以直接放两粒八角一起焖，就能提供肉的香气了。

要注意的是，只需要放八角的两三个角就可以了，不需要两个完整的八角那么多。如果放多了，反而抢了蔬菜的味道。

炒蔬菜加花椒粉更鲜香

炒蔬菜的时候，很多人喜欢用花椒来炝锅，但又觉得把花椒粒挑出来有点麻烦。简单的方法是直接放花椒粉。它出味很快，能有效增加菜肴的香气，又无须挑出来，也不会让人吃了嘴里一麻。花椒皮里的膳食纤维和菜一起吃进去是无害的。同样，炒菜时也可以加入小茴香粉、五香粉等，甜香味道令人很愉快。

买了花椒之后，可以把它用食品加工机打成粉。然后过筛去掉硬壳，留下花椒粉备用。硬壳部分不好弄碎，但也有香味，可以用小纱布袋包起来，用来做炖煮菜。不想麻烦的话，就直接买市售花椒粉即可。

炒豆腐加孜然增加风味

豆腐这种食材的特点是味道特别淡，显得不那么"过瘾"。很多人喜欢加肉、加味精、加辣椒来提味。其实，还可以用其他各种重口调味品来增加豆腐的美味，比如孜然。

先在油里放入孜然粉，然后把豆腐放进去炒，炒得表面稍微有点干，就很香了。希望味道再重一些，可以在起锅的时候再加一点孜然碎，就像烤羊肉串时那样。也可以用少量辣椒粉、花椒粉来配合孜然粉，味道就更加浓郁诱人了。从健康的角度来说，这些香辛料可以增加胃酸分泌，有利于消化蛋白质类的食物。所以孜然和豆腐是合理搭配。

番茄炒蛋加番茄酱更美味

很多人都觉得冬天的番茄不好吃，菜市场的番茄没有小时候番茄的味道。其实，我国新疆所产番茄产品，番茄红素含量特别高，而且酸香浓郁，可以弥补普通番茄风味不足的问题。

做番茄炒蛋，起锅时加点纯番茄酱（番茄膏）翻炒一下更美味。这样做，纯番茄酱受热时间短，营养损失小，简便易行，风味效果特别好，还能有效增加番茄红素的摄入量。请注意，纯番茄酱不是番茄沙司，其中没有添加盐、糖、味精、色素等配料，是烹调用的，不是用来空口吃或当蘸酱的。做番茄牛腩之类的菜也一样。先把牛肉炖软，再加入番茄，最后再加点纯番茄酱或番茄汁，味道就足够浓郁了。

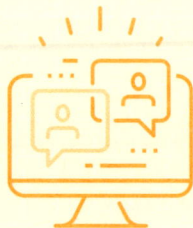

网友问答

1. 蛋黄酱是超级高脂肪食物吗

问 蛋黄酱真的就是一大堆油吗？

答 蛋黄酱（mayonnaise）是用生蛋黄+植物油，通过乳化作用做出来的调料，典型的油包水型乳化体系，脂肪含量较高。

20世纪90年代之后，食品界努力开发"脂肪替代物"，确实有了低脂肪的蛋黄酱。它的原理有下面两种。

一种是用植物胶和蛋白质来替代脂肪产生那种滑爽的冻儿状口感。就像用加了增稠剂的酸奶来替代蛋黄酱用来拌水果沙拉一样。但是不能加热，也不能过度搅拌。

另一种是直接开发一种人体不能消化的"冒充"脂肪的产品。不过这种类型的产品也会影响到脂溶性维生素的吸收。同时，人体不吸收的冒牌脂肪，如果吃的数量多了会拉肚子。在我国市场上，这类产品比较少。

目前还没发现谁是靠吃低脂肪调料来成功减肥的。相比而言，做菜时选择少油烹调方式，日常多吃点蔬菜，减肥和饱腹效果可能更好一些。

2. 减肥时可以吃辣椒和花椒等香辛调味料吗　🔍

问 很多网友看了网上的减肥食谱，觉得调味太清淡了，没有辣椒，没有辣椒油。问我是不是辣椒会妨碍减肥，减肥期间能不能吃辣味调料。

答 可以的。减肥期间，吃胡椒、花椒、葱、姜、蒜、咖喱粉、干辣椒、芥末油等香辛料都没问题。这些调料热量可以忽略不计，而且本身完全不会促进身体脂肪积累。甚至有很多研究表明，辣椒素和咖喱都有助于身体热量消耗，有利于减肥。

但是，这里有两个前提。首先，不能增加油、盐。盐是一种增肥成分。过多的盐不仅令人水肿，而且促进脂肪合成。至于油，前面已经说过，是热量最高的食物。

但是，对大多数人来说，迷恋辣味菜肴，并不是迷恋干辣椒粉，或是鲜辣椒碎。而是喜欢那种香浓的味觉刺激。只放辣椒，不多放油、盐，能有这种美食感觉吗？减肥食谱必须控制油、盐的添加量，否则就不能达到减肥效果了。

其次，不能因为辣味食物刺激食欲而增大进食量。如果添加了辣椒，同时食欲完全不变，吃进去的食物热量和以前一样多，那么对减肥是有益无害的。但如果因为加了辣椒，胃口大开，多吃了半碗饭，或者难以克制，总想大吃一顿，还会有利于减肥吗？

所以，配合减肥食谱，可以少量加点没有油的新鲜小米辣、泡辣椒碎、无油辣椒酱、葱花、蒜末、姜丝、芥末油、青芥辣、花椒粉、咖喱粉等，也可以用辣椒油来等量替代食谱中的炒菜油、拌菜芝麻油。但是，不能因为吃辣而增加油、盐的摄入量，也不能因味道太重而食欲大开，过多进食。

那些市售的油汪汪的辣椒酱、下饭酱，以及油泼辣子之类高脂肪的调料，还是适当少用一点比较好，至少不能经常加到减肥食谱中。否则减肥不成功，就不是食谱的错了……

3. 可以把日常的甜味食品全部换成无糖食品吗 🔍

问 我既害怕吃糖太多导致发胖，又舍不下甜味的美好。可以把甜味的食物都换成无糖食品吗？

答 这要看具体是什么情况。

首先，要看是否存在吃糖过多的问题。

如果吃的糖总量不多，比如每天在25克以内，至少不超过50克，来自碳水化合物的热量也不过多，那么这时吃点真糖并不会带来明显的健康危害。如果没有医嘱，不一定要刻意选择无糖食品。

但如果原来吃糖的总量特别大，含糖饮料和含糖食品已经带来了较大的健康风险，又实在无法戒掉对甜食的喜爱，这时候适当选择低糖、无糖的食品，相对而言可能会有好处。

其次，要看你吃甜味食物的频次有多高。

有些节日食物，比如月饼、汤圆、粽子、生日蛋糕，每年只吃一次而已。这些日子吃进去的糖，平均到一年三百六十五天，其实是微不足道的，达不到危害健康的程度。所以，对甜食而言，关键是限量、减频次。如果你真的是一年一两次，每次吃一小块，那么吃加白糖制作的月饼也没有关系。

再次，吃食物是为了获得营养，脱离营养价值来谈有糖无糖是没意义的。

很多天然食物本身就有甜味。红薯、紫薯不甜吗？甜玉米和南瓜不甜吗？各种水果和水果干不甜吗？它们含有糖，但它们都是健康饮食的一部分。那些号称"无糖"的点心、饮料，营养价值仍然不高，并不比这些含糖的天然食物更健康。

再比如，一份添加了7%白糖的酸奶，要比一份添加了甜味剂的饼干更健康。因为酸奶可以提供蛋白质、钙和12种维生素，而饼干却对营养平衡没有帮助。

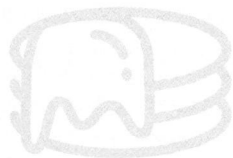

3

坚果零食，
每天一小把

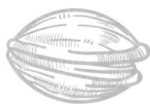

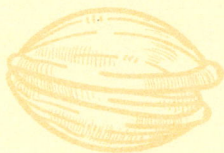

坚果和油籽都有哪些

❓ 坚果和油籽有什么区别

坚果和油籽指一些外有硬壳或硬皮，里面种仁油脂含量很高的种子类食物。其中坚果主要是说树上长的硬壳果实或种仁，而油籽主要是说草本的含油果实。严格来说，坚果不包括一些富含淀粉、脂肪很少的果实，比如栗子。从营养角度来说的坚果，主要指油脂多的类型，栗子就不算在内，而南瓜籽、西瓜子等部分油籽与坚果在营养上属于同一类，也归于坚果。

目前市场上销售的常见坚果包括核桃、碧根果（美洲山核桃）、小胡桃（山核桃）、榛子、开心果、腰果、夏威夷果（澳洲坚果）、鲍鱼果（巴西坚果）、松子、杏仁、巴旦木（无毒扁桃仁）等。

油籽（seed）则包括各种能榨油的草本植物，如芝麻、花生、亚麻、葵花、南瓜、西瓜等的种子。它们大部分可以当炒货零食吃，归属于坚果类。如果扩大范围，能榨油的油菜籽、山茶籽、牡丹籽、葡萄籽等也可以算是油籽，但它们就不能当零食吃了，不属于坚果类。

? 花生是豆类、坚果还是油籽

花生是一种比较奇葩的食物。从植物分类学角度来说，它属于豆类的种子；从生产角度来说，它属于草本的油籽；从商品销售角度来说，它的口感和烹调加工方式与坚果完全一致，所以通常和坚果一起卖。就连英文名字里面也带着一个"**nut**"。从营养角度来看，它就是坚果的一员。所以，很多人都把花生当坚果吃。

花生的蛋白质含量高

在常见坚果零食中，如果按蛋白质含量排队，最廉价的花生占据头把交椅，含量是**24%**。巴旦木和开心果紧随其后，都超过**20%**。而高脂肪的夏威夷果、碧根果、鲍鱼果等，蛋白质含量均低于**10%**。所以，对想要补充植物蛋白的人来说，吃点花生还是有帮助的，尽管其蛋白质氨基酸质量不及豆类，但对于素食者来说也是个相当不错的膳食来源。需要说明的是，花生的脂肪含量和蛋白质含量因品种而异：用来榨油的高油花生品种，蛋白质含量就相对低一些；用来制作零食的花生脂肪含量稍微低一些，而蛋白质含量就会略高一点。

大杏仁是巴旦木

前些年，有一种叫作"大杏仁"的坚果非常走红。但几年前该名称已经被废，现在统一叫作"巴旦木"。其英文名称没有变，还是"almond"。

杏仁是杏的果仁，而巴旦木是专门用来吃果仁的扁桃仁。扁桃仁和杏仁算是"亲戚"，但不属于同一个物种。"大杏仁"是不科学的名称，会让消费者误认为进口的杏仁长得大，国产的杏仁长得小。巴旦木和杏仁本来就不是一种植物的种子，还比什么大小呢。

我国新疆产的巴旦木品质就非常好，不逊色于进口产品。巴旦木和真正的杏仁（也就是中国传统生产的甜杏仁，可以当零食吃的无毒品种）营养价值十分接近，不仅同样富含纤维、维生素B_2和维生素E，而且脂肪酸组成也非常接近，和橄榄油相当类似。

甜杏仁是坚果，苦杏仁是药材

杏仁、扁桃仁都有甜的和苦的。只有甜杏仁、甜扁桃仁才能作为营养丰富的坚果，而苦杏仁、苦扁桃仁都含有氰苷，多吃会中毒。含毒素的苦杏仁需要经过脱毒处理之后才能加工食用，比如制成杏仁露、杏仁豆腐等。

开口松子一定要买新鲜的

松子是松树的种子，富含多不饱和脂肪酸，其中亚麻酸和亚油酸的比例是所有坚果中最高的。有硬壳的保护时，松子可以保存较长的时间。但制作成"开口松子"之后，失去了果壳的严密保护，氧气和微生物可以长驱直入，无论长霉还是氧化都要便利许多。所以，在购买的时候，务必要仔细嗅一下产品的气味，要有新鲜坚果的清香气息。东北松子比从俄罗斯和巴西进口的松子小一点，但味道更香。松子富含膳食纤维，同时脂肪含量也比较高，容易腹泻的人要小心，不要一次吃太多。

核桃仁的涩味是抗氧化物质给予的

核桃富含不饱和脂肪酸，既有ω-6，也有ω-3，未氧化的新鲜天然状态是最好的。核桃在各种坚果中抗氧化物质含量最高，而且主要集中在种仁的外皮部分，所以新鲜的核桃会有些涩味，但脂肪没有氧化，口感清新不腻。国外研究表明，涩味物质是核桃抗氧化物质的主要来源。如果完全不涩，或人工去除果肉外层的褐色皮，健康价值就降低了。放一段时间后，由于单宁类物质的聚合，涩味也会变淡。

新鲜的开心果种仁为绿色

开心果本名阿月浑子，在新疆已有1300年左右的栽培历史。它不仅美味，而且富含钾、钙、镁元素，维生素B_6和叶黄素/玉米黄素含量也居于各种坚果之首，脂肪含量只有45%左右，在坚果中算是比较低的。开心果种仁剥开后，呈浅绿色、黄绿色或绿色，种仁外面可能还有紫红色的皮。种仁为绿色者较为新鲜，久存之后叶绿素氧化褪色，种仁便会逐渐失去绿色。

🥣 夏威夷果是坚果的热量冠军

在坚果中，谁的能量和脂肪含量最高呢？绝对冠军当属夏威夷果。在它白而脆甜的果实中，**100克竟具有718千卡能量，还有将近80%的脂肪！**夏威夷果又香又脆，很大程度上是因为它脂肪含量高，而蛋白质含量低。不过，夏威夷果的脂肪酸质量很好，其中的单不饱和脂肪酸比橄榄油还要丰富，比例高达**80%以上**，对血脂比较友好。

❓ 碧根果和大核桃哪个营养好

碧根果也叫长寿果，学名为美洲山核桃。它的形状椭圆，果仁形状确实很像拉长缩小的核桃，脂肪含量高达**70%以上**。其营养价值不及大核桃，其中ω-3脂肪酸含量比核桃低一些。

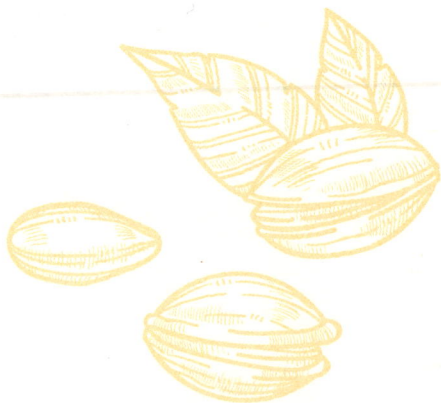

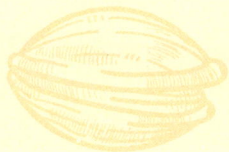

吃坚果的健康叮咛

每天一小把坚果就有健康效益

　　坚果虽是有益健康的食物，但也不是吃得越多越好。如果吃起来就停不住，那么要小心长胖。此前有汇总分析发现，每周50～70克即可看到健康效益，按《中国居民膳食指南（2022）》，平均每天10克左右的坚果即可。

> 研究表明，女性每天食用7.5～15克的生核桃仁就能看到对血脂的保健作用；16克核桃仁即可降低糖尿病风险。此外，如果不注重坚果品质，吃了不新鲜的坚果或调味过度的坚果，可能会吃进去脂肪氧化产物，以及过多的盐和糖。用坚果来替代饼干、点心等零食，可以体现出最大的健康效益。

吃过多炒货促进炎症反应

　　有文献发现吃葵花子、西瓜子、花生等炒货会使一部分人的痘痘变得严重。特别是葵花子和西瓜子，含ω-6脂肪酸比例特别高，理论上说吃得太多会促进炎症反应。杏仁、巴旦木、澳洲坚果含单不饱和脂肪酸较多，对痘痘的影响相对较小，但如果过度加工，如油炸或烤制过度，美拉德反应晚期末端产物（AGEs）增加，也是不利于控制炎症反应的。因此，建议优先选择加工度较低、更接近新鲜天然状态的坚果。

怎样吃坚果才健脑

有研究发现，偶尔一次性大量吃坚果，并不能预防认知能力下降；但每周吃超过70克坚果，而且每天少量吃，确实会有健康效应。这样平均每天需要吃至少10克果仁。

就像我以前多次说过的那样，要细水长流、少量多次地吃坚果。《中国居民膳食指南（2022）》也推荐每天吃10克坚果（坚果+大豆共计25～35克即可）。

每天早上吃一汤匙果仁或种仁是最好的，不会嫌少，也不会额外花费时间，却能有效提高早餐的营养质量，而且可以起到很好的健康作用，包括对血脂、对预防心血管疾病、对预防认知退化，都有好处。

早餐配点坚果吃

早上吃主食的时候，配些坚果，不仅能提升早餐的质量，弥补早餐热量不足的问题，带来幸福满足感，延缓午餐前饥饿感的到来，还可以有效降低餐后血糖，而餐后血糖不过高的状态有利于减少身体内脂肪的合成。

早上吃起来也非常简单：头天晚上把核桃仁、巴旦木、松子、榛子之类的果仁剥出来，装进封口小袋或小盒子里，放在厨房里，第二天早上早餐时吃，或者带在路上吃，并不需要花什么时间啊！现在很多果仁买来就是不带壳的，甚至已经装袋定量，吃起来就更简单了。

坚果吃对有利于减肥

坚果质地紧密，需要认真咀嚼，和同等热量的点心、饼干以及香脆零食相比，饱腹感比较强。可以用它作为备荒零食和加餐，放在包里或办公桌的抽屉里，配点水果或水果干，在两餐间食用（比如上午10点半、下午4点半各吃一点）。这样可以有效推迟饥饿感的到来，避免由于餐前过分饥饿使食欲太过旺盛，无法控制食量。

这样吃坚果最增肥

最促进增肥的吃坚果的方式，是明明不饿还要吃坚果。比如晚上一边吃坚果，一边追剧或者看书。这样就会吃掉一大包，当然瘦不下来，毕竟一口坚果半口脂肪啊。如果吃坚果实在无法控制数量，"太好吃了，一吃就停不下来"，可以给自己定个规矩，只能早餐时吃，因为早上往往没有时间不停地吃。

把坚果放在菜肴里吃

"核桃仁拌香椿苗"是北京餐馆里常见的一道美味凉菜。"宫保虾仁"

是令大部分人垂涎欲滴的美食。"芹菜丁拌煮花生米"是家常小菜。"老醋花生菠菜"也是不错的凉菜选择。把坚果放在菜肴里配着吃，就不容易吃过量。只是需要注意，烹调时不要把坚果放到热油里煎炸到焦黄，否则既损失维生素E，又破坏有益的脂肪酸，还产生促进炎症反应的成分。

把坚果放进豆浆和粥里

我们日常可以把坚果放在豆浆里一起打浆，或者放在粥里一起煮熟。可以用电压力锅煲成"花生燕麦糙米粥"，花生红衣给粥带来淡淡的粉红色，花生仁吃起来香甜绵软。"核桃黄豆燕麦豆浆"口感也很不错。这样每天都能吃到适当数量的坚果，不会吃过量，而且因为是和其他食物一起在三餐中吃进去，所以并不会增加膳食当中的总热量。

坚果当零食选择小份

为了避免一时贪嘴过量摄入坚果，可以买有独立小包装的坚果，或者用小塑封袋将每天的坚果按量封装好，每次只取一袋吃。现在市场上有很多"每日坚果"小包装，就是帮人们解决这个问题的。

想多吃坚果，就减少炒菜油

坚果含有脂肪，那么我们在吃坚果的同时，可以少放炒菜油，将炒制改为油煮、蒸、炖等低油的烹饪方式，这样就给多吃坚果留出了余地。在凉拌菜的时候，把坚果切碎放进去，省掉沙拉酱和香油，就可以既得到坚果的营养，又避免脂肪摄入量增加，而且味道不错。

氧化后的坚果就不要吃了

氧化变味的坚果就不能吃了！开口或去壳后的果仁失去了密闭保护，比原始状态的坚果保质期大大缩短。如果再加工成坚果碎、坚果粉，和氧气的接触面积增大，就更容易氧化了。不新鲜的坚果，不仅很多营养素会氧化损失，而且脂肪和胆固醇的氧化产物对身体还有危害。除非真空储藏，否则当天开封的坚果最好当天吃掉，特别是在潮湿、闷热的夏季，坚果的劣变速度非常快，尽快吃掉是最明智的。

坚果太咸配菜吃

如果坚果味道明显过咸，吃得又多，则会有盐摄入过多的问题。建议吃饭的时候吃这种有盐味的坚果，搭配一些没有加油盐的蔬菜一起吃，就可以减少这种麻烦。比如一口坚果一口生菜黄瓜，一口坚果一口樱桃番茄，或者把坚果切碎之后，替代橄榄油、香油用来拌蔬菜沙拉。这样既能帮助人们多吃蔬菜，又能减轻高盐坚果带来的口腔干燥不适和血压上升的风险。

对坚果油籽过敏，可用什么食物替代呢

很少有人对所有的坚果油籽类食物全部过敏。先弄清自己到底对什么食物有反应，然后找到替代品。比如说，对花生、腰果过敏，可以换用核

桃、松子；如果对核桃、松子也过敏，还可以换成芝麻（芝麻酱）、亚麻籽之类。如果以上这些坚果油籽都不能吃，可以换成黄豆、黑豆等豆类。如果不是急性过敏，而是慢性过敏，也需要暂时避免食用有过敏可能的品种，同时需要加强自己的消化吸收能力，因为消化不良的情况下更容易发生慢性过敏。

牙不好也可以吃坚果

各种坚果果仁都可以用打浆机和黄豆一起打豆浆喝进去。比如核桃黄豆浆、烤亚麻籽豆浆、甜杏仁豆浆、松仁豆浆等，味道都很不错，牙不好并不妨碍获得它们的营养。也可以把花生、核桃仁、芝麻等和五谷杂粮一起放在电压力锅里煮成粥，炖烂了就很好嚼了。

痘痘肌的坚果选择

目前已知，ω-6脂肪酸含量太高的油籽类坚果不适合脸上长痘痘的人食用，因为脂肪酸比例失调可能会升高炎症反应，从而使痤疮的状态恶化。比如西瓜子、葵花子就是ω-6脂肪酸比例特别高的油籽类坚果。核桃和松子既含ω-6脂肪酸，也含ω-3脂肪酸，比例相对合理。杏仁、巴旦木、夏威夷果则以单不饱和脂肪酸为主，ω-6脂肪酸比较少。每一种坚果的脂肪酸比例不一样，每个人对食物的敏感性也不一样。具体哪种不能吃，得您自己去试。

但有一点是肯定的，油炸的、烤制过度的、加糖加盐较多的坚果，都会促进炎症反应，所以会使痘痘恶化。如果吃坚果，建议用原味的、轻微烤制的、不加糖调味的。新鲜度越高越好。

❓ 糖尿病患者可以吃花生吗

花生是典型低**GI**但高热量的食物，糖尿病患者可以吃，但需限量。目前研究表明，在热量不超标的情况下，适当吃点花生有利于糖尿病的预防，特别是花生和主食一起在用餐的时候吃，有利于餐后血糖的控制。

> 吃花生最好的方法是吃原味的，配合主食吃。推荐将少量生花生放在粥或饭里煮熟，这样可以延缓消化速度，增加饱腹感，延缓餐后血糖上升速度，也不容易发胖。建议不要吃油炸花生，不要吃加糖加盐过多的花生，也不要把花生先过油之后放在菜里炒。

❓ 吃花生真能减肥吗

《中国居民膳食指南（2022）》推荐每周摄入70克左右（相当于每天10克左右）的坚果。如果把花生当成零食，在餐后放开吃，则有可能额外摄入过多热量，不利于预防肥胖。

如果喜爱烤花生这种零食，只要限制吃的量，并相应减少炒菜油就可以了。50克花生含有约20克花生油。如果用50克烤花生替代20克炒菜油，脂肪总量没增加，却能额外吃进去很多B族维生素和膳食纤维，还是很划算的哦。

花生吸潮可以用微波炉干燥

如果花生吸潮不脆了，可以放在大盘子里，放进微波炉，高火加热十几秒钟到二三十秒钟，就会重新变得又香又脆。微波加热可以使花生中微量的水分快速蒸发，从而变得脆爽。

因为花生本身是低水分食物，稍微吸了点潮，水的总量也依然很少，所以稍微给十几秒钟的微波能量，就把水分蒸发出去了。一定要小心，加热时间千万不能长！否则温度过高，就会使花生快速变煳，产生有害物质。

花生发芽后可以吃

花生是一种豆科植物的种子，它泡水后可以发芽。花生发芽后出的苗，叫作花生苗，是一种很好的芽苗蔬菜。花生苗和黄豆芽一样，无毒无害，营养丰富，还富含白藜芦醇。可以炒着吃，也可以焯一下水后凉拌吃。

花生苗的热量低于花生，高于普通蔬菜。具体热量多高，要看发芽程度：如果只发一点小芽，就和花生接近；如果芽比较大，水分上升，脂肪分解，则热量下降。

？ 鲜花生容易发霉，怎么办

带水分的鲜花生极易发霉。解决方案有以下几个。

1　一次少买点，以两天之内能吃完为准。

2　把鲜花生洗净之后煮熟，然后放冰箱冷藏室里，可以存2天时间。吃之前再蒸/煮一下杀菌。

3　如果想保存超过2天时间，建议煮熟后分成小包，冷冻保存，可以存1个月以上。

花生真的发霉了怎么处理

花生是最容易滋生黄曲霉毒素的食物。不管是花生还是其他坚果和粮食，黄曲霉毒素一旦产生了就无法完全去掉，洗、焯、煮、炖都不行，只有扔掉！

不要把发霉的花生和粮食喂给鸡、鸭、鹅等动物。吃了含霉菌毒素的饲料之后，鸡、鸭、鹅等动物的肉和内脏会积累霉菌毒素，最后还是要被人类吃掉。

不要随便给婴幼儿吃整颗坚果

幼儿在3岁以前，吞咽功能还没有发育成熟，颗粒状食物容易呛入气管而发生危险。外出的时候要注意，千万不要让亲友、熟人给幼儿随便喂坚果，太危险了。刚开始教儿童吃坚果的时候，必须有成年人全程陪护观察。特别是在孩子玩耍、哭闹、说笑的时候，不要让他们吃坚果，以避免发生呛噎危险。

❓ 核桃能不能补脑

核桃是一种营养价值优秀的坚果，富含抗氧化物质，必需脂肪酸比例也比较合理。每天少量吃点坚果类食物，对于改善心脑血管相关指标有益。还有研究发现，核桃中的抗氧化物质有利于降低大脑组织的炎症反应，增加大脑中的脑源性神经营养因子（BDNF）。这些研究提示适量吃核桃可能对延缓大脑衰老有益。但这并不意味着吃核桃能够达到人们对"补脑"的期待，因为至今没有研究能证明吃核桃可以提升智商，或提高考试成绩。

🥣 核桃一天两个正合适

《中国居民膳食指南（2022）》推荐每天吃10克左右的坚果。这指的是不包括外壳的果仁重量。比如对核桃来说，一天两个核桃就是比较合适的数量。对于烹调油使用较少的人来说，坚果的量可以适度增加，比如每天25～30克。如果炒菜油用得比较多，就不适合多吃坚果了。

🥣 坚果粉变味就不要吃了

一些油籽类坚果有打粉的产品，如芝麻粉、亚麻籽粉等。打成粉后变味，最常见的情况是脂肪氧化。植物种子的天然结构较为紧密，整粒状态时，外面的氧气不能直接进入，中间部分的氧化速度比较慢。破碎成小碎粒甚至粉状后，每一个微粒都可以和氧气亲密接触，氧化反应速度特别快，保质期会大幅缩短。

所以坚果粉、杂粮粉最好是购买新鲜打制的，回家后也要尽快吃掉。如果想保存较长时间，就必须抽真空储藏。

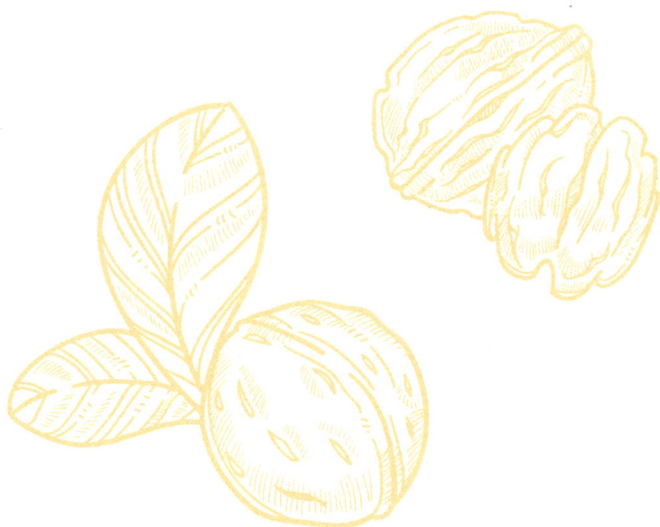

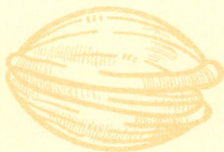

怎么选购坚果

坚果选原味的

坚果要尽量选择原味、新鲜、小包装的。口味接近原味，糖和盐添加少，距离生产日期比较近，包装是抽真空的或充氮罐装的，这样的产品相对来说比较健康。小包装的坚果容易控制食用数量，而且不易因为打开包装后吃不完而吸潮、氧化。

购买坚果注意避开这几个方面

盐太多，钠过量；加入甜味剂、香精、味精、色素等添加剂；气味已经不新鲜，脂肪氧化严重；个别果粒霉变，可能含霉菌毒素；烤制过度。

如有以上问题，坚果就不会带来健康效益了。

买散装坚果先闻闻气味

如果选购散称售卖的坚果，购买前要先闻气味，一是闻是否有霉味，二是闻是否有不新鲜油脂的味道，或称"哈喇味""油蒿味"。如果有霉味，则说明其中可能有霉菌毒素污染，比如黄曲霉毒素；如果有不新鲜油脂的气味，则说明其中可能有较多油脂氧化产物，不仅营养价值大打折扣，而且油脂氧化产物可能会加速衰老和疾病的进程。

买包装坚果要看食品标签

对包装坚果产品来说，最靠谱的办法还是看看商品包装上的食物营养成分表，尽可能选择同类产品中碳水化合物及钠含量低的品种。若能购买那种完全没调味的产品则更好（包装上都会注明），只是味道没有那么吸引人罢了。食品企业通常会用最新鲜优质的原料来做原味真空包装的高档产品，而用新鲜度略有下降的原料来制作调味坚果。

想大便通畅，不要选择烘烤坚果

如果想吃坚果来促进大便通畅，那么最好购买没有烘烤、没有调味的产品。可以生食、煮食，或者打成浆状饮用。

有炎症时不要选择过于干燥的坚果

如果有口腔溃疡、舌炎、咽喉炎等情况，不要选择那种过于干燥的坚果，比如烘烤、油炸过的坚果，盐、糖和香辛料最好也没有。加入大量盐、糖并烤香的坚果，会迅速吸收口腔和咽喉中的水分，使人口干舌燥，还会使咽喉黏膜抵抗力下降，出现咽喉疼痛、发炎。有高血压和糖尿病的人同样要特别注意坚果产品的含钠量。

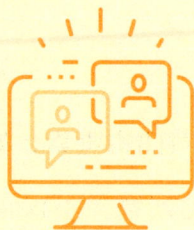

网友问答

1. 吃黑芝麻对头发有好处吗

问 吃炒熟的黑芝麻对头发究竟有好处吗？说什么的都有，好纠结！

答 芝麻属于油籽类坚果食物。坚果每天合适的摄入量是10克左右。

芝麻是一种非常优秀的油籽，铁、锌、钙等矿物质元素含量高于普通坚果，B族维生素和维生素E也非常丰富，膳食纤维含量很高。虽然芝麻同时也含有植酸和草酸，矿物质吸收率低于动物性食品，但吸收率并不是零。对消化吸收能力正常的人来说，它还是有营养作用的。

和白芝麻相比，黑芝麻不仅含有黑色素（和花青素不太一样的一种黑色素，也容易掉色），而且其微量元素含量更高。一般规律是，各种植物种子，黑色的都比浅色的营养价值高一些，但消化难度也稍微高一点。

不过，芝麻是有壳的，它不那么容易被充分嚼碎，很大一部分会穿肠而过。所以打成粉或磨成酱会更有利于吸收利用其中的营养成分。当然，油脂丰富、膳食纤维也丰富的芝麻渣子，对通便是很有好处的。

2. 整粒坚果和磨成酱的坚果，哪个吸收率高

问 吃坚果的时候，整粒吃和磨成酱吃相比，哪个吸收率高呢？

答 正好有个人体干预试验，可以帮助解答你的问题。

该研究让44名年轻健康的受试者在6个月的时间中，每天吃25克花生或者32克花生酱。两种食物中的脂肪酸比例和酚类物质构成是相似的。

结果表明，测定从肠道中排出来的超长链脂肪酸数量（这些特殊的脂肪酸主要来自于花生）并进行比较，发现整粒吃的排出量比较大，磨成酱吃的就少一些了。两者大概是2：1。

也就是说，整粒吃的时候，消化吸收率没有那么高，花生中的脂肪酸吸收率会降低，实际上留在人体中被利用的热量也有一些损失。

比较异阿魏酸等花生特征酚酸类物质的排出量，两者差异并不大。也就是说，是否磨成酱，其中酚类抗氧化物质的利用率是差不多的。这可能是因为磨碎有两个方面的影响。一方面，磨成酱可能提高消化吸收率，让酚类物质更容易被吸收；但另一方面，也可能因为酚类物质有机会在磨酱的过程中和蛋白质、碳水化合物形成复合物，反而降低了它的利用率。两个方面的因素影响互相抵消，结果就是整粒吃和磨酱吃的效果差异不大。

这个研究提示我们，如果是想充分利用坚果中的营养成分，又不怕长胖，那么磨成酱吃是个不错的选择。但如果是想享用坚果的美味，又怕

长胖，那么整粒吃可能更划算一些，因为一部分热量和脂肪会"穿肠而过"。此前也曾有关于巴旦木的研究发现，实际上有**20%**左右的热量没有被利用，而是进入大肠，被微生物享用，或是在大便中被排出去了。

3. 黑芝麻粉会让人发胖吗

[问] 听说黑芝麻粉营养特别好，每天吃100克黑芝麻粉会太多吗？经常吃会发胖吗？牛奶冲芝麻糊可以替代一餐吗？

[答] 这些问题看似简单，其实很复杂，要分成几个问题加以说明。

① 黑芝麻粉和黑芝麻糊不是一回事。市售黑芝麻糊里，只有一部分黑芝麻粉，通常不会超过三分之一。除去黑芝麻粉，还有黑米粉和其他粮食豆类坚果的粉，可能还有糊精、糖或糖浆、乳化剂等成分。

② 黑芝麻本身含有**40%**左右的脂肪、**20%**以上的蛋白质。膳食纤维含量很高，微量元素特别丰富，特别是钙、铁、锌含量高。在维生素当中，维生素**E**特别多，**B**族维生素也不少，所以对于补充营养是有一定帮助的。黑色芝麻比白色芝麻的营养素含量高，还多了黑色素。

③ 黑芝麻和白芝麻都不太好消化，光靠牙齿咀嚼无法彻底嚼碎，营养素利用率低。若打成粉或磨成酱，可以有效提升营养素的利用率。不过，因为其中草酸和植酸含量较高，所以矿物质营养素的吸收利用率到底能有多高，还要视胃肠功能而定。消化不良的人，就算吃了大量黑芝麻，也未必能充分利用它。

4 黑芝麻虽然好，但是它属于油籽类，并不是吃得越多越好。一天合适的量是10～25克。油籽类食物中含有较多的抗营养因素，如植酸、草酸等，膳食纤维含量也很高，吃得过多可能会给消化系统带来负担。一天吃100克，显然是太多了。吃多了，其他食物必然就吃不下，也会影响综合营养平衡。

5 至于每天吃100克拌入蜂蜜的黑芝麻粉会不会发胖，要看你的胃肠功能如何，其他食物还吃多少，运动量有多大。毕竟吃了这么多芝麻粉，其他东西就难免会减量了。在总热量过多，运动又不能把多余热量消耗掉的情况下，才容易发胖。

6 拌入了蜂蜜的黑芝麻粉，或者是加了黑米粉、糊精、糖的黑芝麻糊，它们都可以提供碳水化合物、脂肪和蛋白质。具体数量要看拌了多少蜂蜜，加了多少米粉、糊精和糖。但无论如何，它们不能替代蔬菜水果，也不能替代肉类蛋类。

7 用奶粉拌黑芝麻糊，或者用牛奶冲黑芝麻糊，是一个好主意。因为市售黑芝麻糊产品中，蛋白质的比例是偏低的。仔细看看包装上的营养成分表就知道了。加奶粉或牛奶后，在营养价值方面能有明显提升。

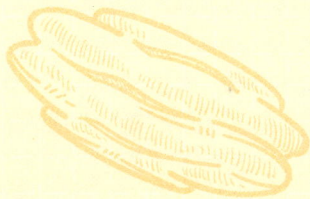

4

大豆及其制品，
换着花样经常吃

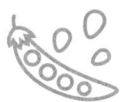

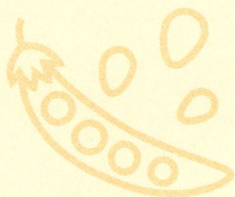

豆子的种类

🥣 干豆类分为大豆和杂豆

干豆类（legumes）包括各种豆类的干种子，其中包括大豆类和淀粉豆类。

所谓淀粉豆，就是含有大量淀粉的豆子，在我国也叫杂豆、主食豆。所谓"杂"，是和"正宗"的大豆相区别的。《中国居民膳食指南（2022）》推荐的每天25～35克大豆及坚果类中的"大豆"，是指黄大豆、黑大豆等大豆及其制品，而不是淀粉豆。淀粉豆被归在杂粮中。

❓ 大豆包含哪些种类

大豆包括黄大豆、黑大豆、青大豆等，它们含淀粉少，含油脂、蛋白质多，可以用来做豆腐、豆浆。

大豆（soybean）是个大概念，包括种皮颜色为黄、绿、黑、白的大豆，其中黄豆是最常见、产量最大的一种。其次是黑大豆、青大豆，白大豆市场上比较少。还有小粒种，如小粒黑大豆。天然植物种子都有不同颜色的品种，其中产量大的黄色大豆最常见，但其他颜色的豆子也都是自古便有之。一般来说，颜色越深，营养价值越高，抗氧化活性越高，但消化起来也越慢。

❓ 黄豆和毛豆有啥关系

黄豆和毛豆是一类豆子的两个成熟阶段，成分有明显差异。毛豆是没有成熟时的带荚嫩豆，作为蔬菜食用，长熟了就是黄豆。毛豆水分大，干物质少，蛋白质仅有6%左右，还含有维生素C，属于蔬菜类。黄豆是熟透干燥的种子，水分含量很低，蛋白质含量高达35%以上，不含维生素C，属于大豆类。

🍜 膨化黑大豆可以当坚果吃

膨化或炒制的黑大豆，没有加入油盐糖，保持了黑豆本身的绝大部分营养成分。有自然香味，而且饱腹感非常好，一小把就有效，适合作为健康零食。和坚果相比，它的热量低一些，蛋白质含量高一些，所以可以用来替代坚果。

不过吃的时候也不能太放纵，因为黑大豆属于大豆类，和黄大豆一样，富含低聚糖和膳食纤维，吃多了容易胀气，肠子里还可能有些响动哦……

？ 吃豆子为什么会胀气

黄大豆、黑大豆等食物吃了容易胀气，因为其富含低聚糖，如棉籽糖、水苏糖、毛蕊花糖等。这些低聚糖少量食用时属于"益生元"，促进有益肠道菌群的繁殖；大量食用则可能引起胀气、腹泻等问题。

？ 杂豆包括哪些种类

杂豆不含油脂，淀粉含量达到60%左右，可以用来做豆沙、粉丝、粉皮，或者用来煮粥。它们包括各种颜色、各种花纹、大大小小的芸豆及腰豆，包括红小豆、绿豆、干蚕豆、干豌豆、干豇豆、小扁豆、鹰嘴豆、羽扇豆等。

杂豆品种繁多，仅仅一个芸豆，就有白芸豆、红芸豆、黑芸豆及各种花芸豆等，而且根据颗粒大小也分成不同类型，如大白芸豆、中白芸豆、小白芸豆等。

？ 做菜用的豆角和嫩豆属于豆子吗

水分大的嫩豆和豆角都算蔬菜类，如芸豆角、长豇豆、毛豆、甜豌豆、嫩蚕豆等。芸豆角长老了，里面的种子就是芸豆，包括白芸豆、黑芸豆、红芸豆和各种花芸豆。形状比较圆、煮熟后有点甜有水分的那种嫩豌豆，淀粉含量少，水分比较大，含有维生素C，属于嫩豆类蔬菜。但它长熟、干燥之后就是干豌豆，属于可以部分替代主食的淀粉豆类。

当凉菜吃的"话梅芸豆"，是大白芸豆做的。"芸豆卷"这种小吃也是用成熟的白芸豆做的。"豌豆黄"这种小吃，是用成熟的干豌豆做的。它们不是用芸豆角和嫩豌豆做的。

淀粉豆类血糖指数低

干蚕豆、干豌豆、红小豆、绿豆、芸豆等淀粉豆类，淀粉含量低于大米白面，蛋白质含量高于大米白面，血糖指数只有大米白面的一半还不到，饱腹感还特别强。所以它们适合用在糖尿病患者和减肥人士的食谱中。

淀粉豆不含植物性雌激素

鹰嘴豆、红豆、绿豆、芸豆、豌豆、扁豆等都属于淀粉豆类，不属于大豆类。它们不含大豆异黄酮，所以不能替代黄大豆、黑大豆，只有黄大豆、黑大豆等大豆做的豆浆和豆腐才能起到提供植物性雌激素的作用。

每天50克淀粉豆就有健康作用

国产的红小豆、绿豆、各种颜色的芸豆等都属于淀粉豆类，和国外的小扁豆、鹰嘴豆一样，都能起到帮助控制血糖、控制血压、控制血脂、增加饱腹感、预防肥胖、改善营养平衡等多方面的作用。研究表明，每天只需吃50克左右生豆子就能起到健康作用（熟豆半杯的量）。

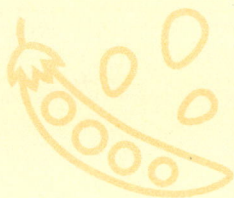

豆类的健康吃法

淀粉豆的多样吃法

　　淀粉豆可以用来煮饭、煮粥，做豆沙，做小吃，也可以用来做凉菜，或者用来炖菜。把它放在冰箱冷藏室里先泡1～2天，等到吸饱了水分，再放在电压力锅里和粥、饭一起煮熟食用，也可以蒸熟之后去皮取豆沙做成小点心，或者用豆浆机打成豆沙饮品。还可以与肉类一起慢慢地炖熟或煲软，口感沙软鲜美。

夏季泡豆要放进冰箱

　　夏天泡杂粮豆类要放在冰箱里，否则有细菌繁殖的风险。如果发现杂粮豆类有酸味，就说明细菌过多了。虽然说用电压力锅压一下也能杀菌，但毕竟风味不那么清新了。能直接打干豆的豆浆机和可加热的破壁机，使用前都不用提前泡豆，可以直接打豆浆。但直接打出来的豆浆中，抗营养因子残留会比较多，不如泡过的豆子打出来的豆浆好消化。

❓ 泡豆类杂粮时，要不要倒掉泡豆水

先将豆类杂粮洗两遍再泡，而泡米泡豆水不要倒掉，否则泡出来的表皮上的抗氧化物质、部分B族维生素和钾就都扔掉了，损失比较大。需要控血糖、控血脂的人最好不要倒掉泡豆水。但如果消化能力很弱，去掉泡豆水也可以，因为其中含有较多植酸等抗氧化物质，会延缓消化速度。

❓ 黄豆、黑豆需要浸泡多久

每种食物的吸水速度不一样。对黄豆、黑豆来说，泡12小时或过夜最好。一般来说，豆类泡的时间要长些，全谷类几小时就行。

所谓泡豆子、泡米会产生黄曲霉毒素等致癌物，是十几年前的一个老谣言。它违背了微生物学的基本知识。霉菌是不能在淹水条件下产毒的。霉菌是好氧微生物，它喜欢潮湿条件，但也需要足够的空气。用水没过豆子、杂粮的时候，由于水中氧气不足，霉菌不能产毒。

🍚 泡好煮好的豆子都可以冷冻保存

豆子泡好之后，可以分包冷冻起来。冷冻之后，由于水分结冰膨胀，使豆子的结构变得疏松，更好煮熟。每次取一小包，就可以直接放在电饭锅里和大米一起煮熟了。

> 豆子煮熟之后，也可以分包冷冻保存。提前一夜取出一包，冷藏化冻，然后加热沸腾2~3分钟就可以食用了，营养损失很小。

豆类要充分烹熟才能吃

豆类含有胰蛋白酶抑制剂、皂苷、植酸等抗营养成分，它们对消化吸收功能有抑制作用，大豆皂苷对胃肠也有刺激作用。浸泡过程中，如果去掉泡豆水，植酸含量会大幅度下降。在大豆充分烹熟之后，其中的蛋白酶抑制剂已经有85%以上失活，只保留少量活性。在胃肠道功能正常时，这点量不足为虑。但在肠道感染状态下，或是在消化能力低下的状态下，有可能会对这些抗营养物质更为敏感，可以暂时不吃豆类。

豆子煮汤当饮料

用黑豆、绿豆、芸豆、红小豆、白扁豆等各种豆子混合煮汤，在豆粒开花之前取汤饮用。这时候汤里几乎没有淀粉，不会升高血糖。豆汤比粮食汤含有更多的抗氧化成分，钾含量也更高，非常适合作为夏天的饮料。

> 记得要少加豆子，多加水。煮10分钟取一次汤，稀释一下，当饮料喝。没熟的豆子，如果超过2小时不用，就捞出来放冰箱里。想喝汤的时候，取出来再加水煮沸几分钟，再取汤。等汤喝够了，豆子也吸饱了水，就可以将豆子加到电饭锅里，和大米一起煮成豆饭。豆饭的蛋白质含量高于白米饭，这也是夏天增加营养的一个方法。

？ 鹰嘴豆可以怎么吃

鹰嘴豆属于淀粉类豆子。它打不成豆浆，只能打成豆泥，质感比豆沙还细腻一点。豆泥本身就可以调味食用，也适合作为婴幼儿的辅食。

因为成为豆浆的乳化状态需要有足够的脂肪，而鹰嘴豆脂肪太少，远远比不上黄豆。它可以配合黄豆、花生、坚果之类有脂肪的食材一起打混合浆，就像加了增稠剂，口感很好。

豆泥本身口感就很细滑，替代豌豆泥、芸豆泥、红豆沙等做成小吃也不错。

煮粥是很适合的。先煮一遍之后再放在大米里与大米同煮，也可做成鹰嘴豆米饭。

炖肉炖排骨的时候，把鹰嘴豆加进去一起炖软也行。花芸豆、白芸豆等也适合这么做。

网上可以买到袋装的烤熟的鹰嘴豆，有各种口味，适合减肥者和健身人士食用。如果有烤箱或空气炸锅的话，自己也可以尝试做烤鹰嘴豆。先煮熟再烤制也很好，有点像炒黄豆、炒黑豆的口感，可以做成零食。

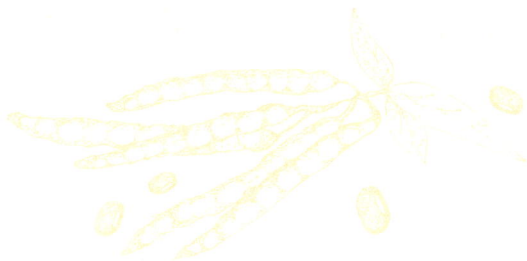

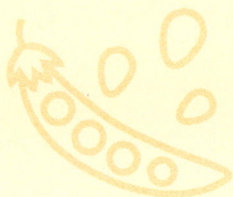

有关豆浆的健康知识

❓ 可以用煮熟的豆子来打豆浆吗

可以用煮熟的豆子放在豆浆机里打豆浆，最好能把煮豆子的水一起加进去，充分利用溶出的营养成分。如果用烤熟的豆子来打豆浆，香味会更浓郁。

用不能加热的"破壁机"来做豆浆时，只能先把黄豆彻底煮熟（比如先在冰箱里泡一夜，然后煮20分钟以上，千万不能让豆子是半生状态），然后打浆。用破壁机打出来的豆浆的细腻程度仍然不如豆浆机。但好处是，可以保留所有的豆渣，增加了膳食纤维的摄入量。

❓ 熟豆用破壁机打成豆浆之后还需要煮吗

对健康人而言，把熟豆子放进破壁机打成豆浆之后，不需要再煮一次。除非是消化功能特别弱的人，再煮10分钟，能把胰蛋白酶抑制剂残留活性从13%降到5%。

不过，如果不是刚煮好的豆子，而是从冰箱里取出来的熟豆子，那么细菌总数有可能超标。打浆之后再煮沸2~3分钟杀菌再喝，最为稳妥。

❓ 先打浆再煮熟好，还是先煮熟再打浆好

从风味角度来说，泡好豆子之后，用生黄豆打浆，然后煮熟，豆腥味会更浓重一些。先煮熟豆子再打浆，豆腥味不那么浓烈。家用豆浆机则是边加热边打浆，豆腥味也比较淡。因为加热后再打浆会破坏大豆中的脂氧合酶，而这种酶是豆腥味的重要来源。脂氧合酶对大豆中的维生素E和维生素K也有一定破坏作用。其他营养价值暂未发现有很大差异。

🥣 只有大豆才能打出豆浆

只有大豆类的豆子才能打出豆浆。因为打豆浆用的豆子需要有足够的脂肪含量，而黄大豆、黑大豆、青大豆含有较多脂肪。富含淀粉的豆子脂肪含量极低，芸豆、豌豆、绿豆、红豆等打不出豆浆来，只能打成豆沙。豆沙和豆浆的营养价值不同。

❓ 豆浆里面含脂肪多吗

要看豆浆的浓度。黄豆含脂肪16%~20%，如果用1倍黄豆加20倍的水打豆浆，豆浆的脂肪含量仅为不到1%。相比于每天60克的脂肪合理摄入量，1杯200毫升的豆浆仅有不足2克脂肪，很少。但豆浆越浓，脂肪含

量就越高。就像牛奶脂肪只有3%，但浓缩成炼乳、奶酪等，脂肪含量就高了。

自制豆浆不要太浓

很多人家里的自制豆浆实在太浓了。一般建议是50克豆子加1000毫升水，也就是1倍豆子加20倍的水。不要把豆浆当水喝，除非需要刻意增加植物雌激素，否则一天20克干豆的量就可以了。

豆浆打好之后能存放多久

豆浆是极容易腐败的食品。它的水分大，蛋白质和B族维生素含量丰富，适合微生物繁殖；它的酸碱度接近中性，抑菌成分含量低。所以，在温暖的室温条件下，豆浆做好后超过2小时就不能再喝了。如果打好的豆浆一次喝不完，要趁热分几份灌装到干净的容器中，及时冷藏保存，可以存一天时间。取出来之后，喝之前要再次加热杀菌。

可以用保温杯来存豆浆吗

如果把刚加热杀菌完滚烫的豆浆倒进保温杯，温度超过60摄氏度，细菌并不会大量繁殖。在豆浆逐渐降温到低于60摄氏度之后，细菌才会逐渐繁殖起来。所以，如果保温效果好、温度足够高，用保温杯保存豆浆几小时是可以的。但同时带来的问题是，长时间处于滚烫的温度下，会大量损失维生素B_1、叶酸等营养成分。

？ 豆浆可以冷冻吗

对于豆浆这样的乳化体系来说，冷冻能避免腐败，但可能会破坏脆弱的乳化体系，使脂肪球膜上的蛋白质变性或凝聚，部分脂肪微球破裂。所以，化冻之后口感可能就没有那么顺滑了，还有可能会产生分层现象。如果冷冻时间过长，会因为脂肪氧化而失去新鲜风味，产生不良的风味。

？ 隔夜的豆浆还能喝吗

重点不在于豆浆是否隔夜，而要看豆浆是否变质。若是保存妥当，喝隔夜的豆浆是没有任何问题的。正确的保存方法是，将豆浆趁热倒入密闭的容器里，留下相当于总容量1/5的空隙。把盖子盖上，但不要拧紧，停留大约十几秒钟，再把盖子拧到最紧。在室温下等待豆浆自然冷却，再放进冰箱冷藏室。在这种条件下，豆浆能保存一个星期。要提醒的是，把保存的豆浆取出来喝时，最好重新热一下，以起到杀菌的作用。

？ 豆浆会导致腹泻和胀气吗

豆浆中含有较为丰富的膳食纤维，还有棉籽糖、水苏糖、毛蕊花糖等低聚糖。虽然它们对健康人来说有益无害，但在胃肠道有炎症或菌群异常时，这些成分会促进肠道产气和蠕动，从而加重腹泻。胃肠虚弱、消化不良的人也不适合大量喝豆浆。随着消化吸收功能恢复正常，可以少量尝试豆浆，再逐渐增加食用量，待肠道适应无不良反应之后即可正常饮用。

豆浆和豆渣的多样吃法

除了直接喝豆浆之外，还可以用豆浆替代水来做米饭、蒸馒头、蒸蛋羹、做汤羹等。也可以兑水、兑牛奶、兑椰汁等，当成饮料来喝，非常美味。豆渣可以放在面糊里做煎饼、发糕、馒头、窝头等。豆渣还可以去掉水分之后用来炒菜，用葱花炒香，然后加点虾皮一起炒，十分美味。

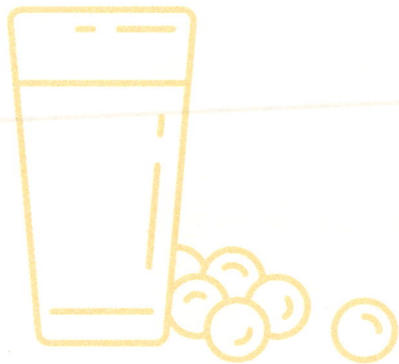

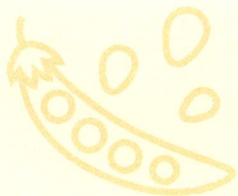

大豆制品的知识

❓ 豆腐到底含有多少蛋白质

据杨月欣主编的《中国食物成分表》（第6版），100克北豆腐（采样日期是2002年7月）中含有9.2克的蛋白质。各个厂家的豆腐产品的蛋白质含量随生产工艺及参数的不同而有所差异。目前市售的几种豆腐产品的蛋白质含量如下。

一品北豆腐（凝固剂为氯化镁、单双硬脂酸甘油酯、大豆油和葡萄糖酸内酯）：100克产品中蛋白质含量为7.7克，脂肪6.2克。

100%卤水北豆腐（凝固剂为氯化镁、单双硬脂酸甘油酯、大豆油）：100克产品中蛋白质含量为5.7克，脂肪5.8克。

韧豆腐（凝固剂为氯化镁、硫酸钙、葡萄糖酸内酯）：100克产品中蛋白质含量为4.9克，脂肪4.2克。

> **内酯豆腐**（凝固剂为葡萄糖酸内酯）：100克产品中蛋白质含量为3.3克，脂肪3.3克。

消费者越来越喜欢口感软嫩的豆腐了，餐饮店的厨师愿意迎合这种喜好，豆腐生产企业当然也就会迎合这种需求，生产出更嫩的豆腐。这样一来，同样量的黄豆生产出来的豆腐就更多，蛋白质含量自然会降低，成本上也就更划算。所以，豆腐作为蛋白质来源的"水分"越来越大。

豆制品蛋白质和脂肪含量

以下列出了超市中常见的几种豆制品的蛋白质和脂肪含量。

> **豆腐干**，100克中蛋白质含量16.9克，脂肪13.0克。
>
> **豆腐丝**，100克中蛋白质含量20.6克，脂肪4.5克。
>
> **素牛肉**，100克中蛋白质含量23.2克，脂肪16.8克。
>
> **素鱼段**，100克中蛋白质含量14.5克，脂肪12.2克。
>
> **素鱼香肉丝**，100克中蛋白质含量8.7克，脂肪6.3克。
>
> **素辣块**，100克中蛋白质含量10.7克，脂肪18.5克。
>
> **素啤酒肉片**，100克中蛋白质含量11.2克，脂肪21.4克。

以上这些豆制品中有些仿肉豆制品的脂肪含量高了一些，不过吃肉类的话，其蛋白质含量也就是**15%**左右，而脂肪含量超过**20%**，有些甚至可高达**30%**哦。

原味豆腐干钙多热量低

零食类的豆制品通常太咸，而且很多还含糖，脂肪含量也高，热量过高。可以去超市卖豆制品的冷藏货架选购原味豆腐干，它是白色的或褐色的，比零食豆腐干的热量低。微波加热1～2分钟，或者切成片放入沸水里烫几分钟加温一下，就可以直接食用。

豆制品太咸可以替代盐

如果买到的豆腐干、豆腐丝等豆制品太咸，也不要丢掉，可用它替代盐。油煮蔬菜的时候，直接放一小把豆腐丝进去，就完全不用再放盐了。凡是咸的食品，可用这种方式替代盐使用。豆腐丝富含蛋白质和钙，至少比直接放盐营养价值高一些。

要控盐还能吃腐乳吗

腐乳也称为酱豆腐，是豆腐坯发酵而成的咸味调味品。人们都认为腐乳特别咸，控盐的人不能吃。但是，腐乳再咸，还能有食盐本身的含钠量高吗？第一个要点是，腐乳要选含钠量低的品种，鲜味浓，咸味淡。第二个要点是，食用腐乳要限量，而且是用它来替代做菜时放的盐和酱油。这样就能在享受美味的同时，避免摄入过多的盐。只要总的钠量不过多，控盐也可以吃腐乳。

？ 炒制的豆子可以补充蛋白质吗

在豆类中，大豆的蛋白质含量最高，其他豆子的蛋白质含量也能达到大米的3倍、白面的2倍，所以都能帮助人体补充蛋白质。然而，和豆制品相比，炒制豆类的蛋白质生物利用率低一些，同时也更容易造成胀气问题。但如果没有其他食用方式，身体又特别需要补充蛋白质的话，还是比不吃好。建议少量多次食用，以减轻产气问题。

吃豆腐和豆腐干不易胀气

在制作豆腐时，因为会挤去一部分水，一部分低聚糖就会留在"豆清"中被除去。好消息是，妨碍营养素吸收的草酸和植酸也有一部分溶于水中被除去。坏消息是，凡是能溶解于水的营养成分，比如维生素B_1、维生素B_2、维生素B_6、叶酸、钾也同样要被除去一部分。

如果制作豆腐干，因为要挤水挤得更干净，所以去掉的抗营养成分较多，去掉的低聚糖也更多，就不太容易引起胀气了。如果再经过发酵，就更不会引起胀气了。按同样多的黄豆原料来比较，豆腐干中的低聚糖少于水豆腐，水豆腐又少于豆浆和整粒黄豆。

少量胀气成分有益健康

少量的低聚糖是有利于健康的，可促进大肠中双歧杆菌的繁殖，双歧杆菌被称为益菌因子、益生元、双歧因子等。但双歧杆菌如果太多，就容易刺激肠道，引起胀气甚至腹痛等不适。不过，这种作用只是暂时的，对健康人来说，一次胀气过两天就会消失。胃肠疾病患者或胃肠手术者请遵医嘱。

裸装的生豆腐必须先加热杀菌

豆腐是最容易滋生微生物的，比肉类还要危险。它本身毫无抑菌能力，而且在制作过程中细菌可以深入内部。从磨浆到点卤再到成型，热乎乎的豆浆和豆腐放在夏天的室温下两三个小时甚至更久，简直就是细菌培养基，实在太危险了。尽管盒装豆腐有过一次杀菌，比散装的安全点，但也不能排除超市上架之前放在室温下暂存，有引起细菌超标的可能性。所以还是需要加热杀菌之后再吃。

注意豆制品的保质条件

除了普通水豆腐之外，超市常温货架和冷藏货架上购买的各种豆腐干、豆腐丝等豆制品，都需要杀菌后再食用。但类似软罐头那种包装，经过杀菌或灭菌封袋，注明可以立刻食用的产品，是可以开袋即食的。但也要注意它的保质条件。有些需要冷藏，有些可以常温储藏。需要冷藏的产品不能在旅途中食用，因为一旦脱离冷藏环境，它很快就会出现细菌超标的情况。

❓ 素食者能用豆腐干替换肉吗

素食者可以把肉换成大致等量的豆腐干，白干、香干、酱油干等都行，然后额外补一粒含铁的复合营养素片。这是因为豆腐干和肉相比，B族维生素的含量低，铁的生物利用率低。如果是蛋奶素的话，一定要每天食用蛋和奶，因为大豆制品不能提供维生素B_{12}，也没有维生素A和维生素D，不能完全替代蛋奶来提供营养。

❓ 经常以豆类为主食有害吗

在主食中加入豆类可以提升营养价值，特别是蛋白质、钾、镁和叶酸含量上升，也有利于预防高脂血症和糖尿病。不过，不建议全用豆类替代白米饭当主食。全用豆类作为主食，不仅蛋白质摄入量会过多，而且植酸、嘌呤摄入量也多，会增加胃肠、肝脏和肾脏的负荷。最多一半豆类一半谷物。黄豆、黑豆每天摄入总量不超过25克。

❓ 黄豆和豆制品每天吃多少合适

黄豆属于大豆，可以做成各种豆制品。《中国居民膳食指南（2022）》推荐每天摄入大豆和豆制品的数量相当于约25克干黄豆的量。换算成自家打的豆浆，大约是1碗浓豆浆或2碗稀豆浆。如果吃豆腐、豆腐干、腐竹等，就要减豆浆的量。总之，每天1大杯豆浆或75克豆腐，两者有其一，每周吃3次，就可以达到建议数量了。

痛风病患者也能吃豆制品

研究证据不支持健康人每天吃豆子增加痛风危险的说法。所以，还没有出现尿酸水平异常的人，不用担心因为吃豆制品引发痛风。但是，一旦已经发生尿酸代谢异常，就要格外小心。痛风发作期不建议吃豆制品，在缓解期可以少量吃挤去浆水的豆腐干，其中嘌呤含量低，可以用来部分替代鱼肉海鲜。有研究表明这种做法不会显著升高血尿酸水平。

对黄豆过敏还能吃黑豆、红豆、绿豆吗

黑豆和黄豆一样，属于"大豆"，所以如果对黄豆过敏，那么也不能吃黑豆。豆腐、豆腐干、豆浆、腐竹、素鸡等豆制品都是大豆做的，所以也不能吃。红豆、绿豆等属于淀粉豆类，不属于"大豆"，大概率可以吃。

有结石还能吃豆类吗

最常发生的结石是肾结石和胆结石。肾结石患者并不是什么豆类食物都不能吃，少量的豆制品和淀粉类豆子是可以吃的。胆结石患者倒是适合吃豆制品，替代部分鱼肉蛋类，也适合吃添加少量淀粉豆类的主食。因为豆类食物膳食纤维含量高、植物固醇含量高，有利于减少食物中胆固醇类

物质的吸收，并带着胆汁中的胆固醇从人体中排出去。全吃白米白面是不利于调控体内胆固醇水平的。

❓ 血糖和尿酸都偏高，能用豆子替代白米白面吗

黑大豆和黄大豆属于大豆类，可消化淀粉含量极少，蛋白质含量很高，是植物蛋白的来源，不能用来替代白米白面供应碳水化合物。

红小豆、绿豆、芸豆、鹰嘴豆等杂豆淀粉含量高，消化速度慢，餐后血糖上升少，可以部分替代白米，前提是糖尿病患者肾功能和消化功能基本正常，尿酸水平不过高。

如果尿酸水平已经过高，建议用燕麦、荞麦、大麦、糙米等全谷物来替代白米白面，它们的嘌呤含量远远低于豆类，而血糖指数会低得多。

🥣 喝豆浆不会造成乳腺增生

没有可靠证据表明喝一杯豆浆会造成乳腺增生、子宫肌瘤这些问题，但豆浆并不能当水喝，提取出来的大豆异黄酮保健品也不要随便吃。要预防各种女性疾病，不妨做到这几点。

1　不熬夜，睡好觉。
2　减轻工作及生活压力。

3　保持好心情。

4　适度运动，接触阳光，积极降低体脂。

5　避免食用甜食、甜饮料和油腻食物。

5　增加主食的全谷杂粮比例，降低血糖指数。

6　每天500克蔬菜、250克水果。

无糖豆浆适合长痘痘的人

豆浆不含促进痤疮的成分，其中的植物雌激素和低聚糖对预防痘痘都是有帮助的。因为怕长痘痘而暂时戒掉牛奶的人，可以用豆浆作为替代食物来增加蛋白质供应。由于糖会促进炎症反应，对预防皮肤疾病特别不利，喝豆浆时不要加糖。

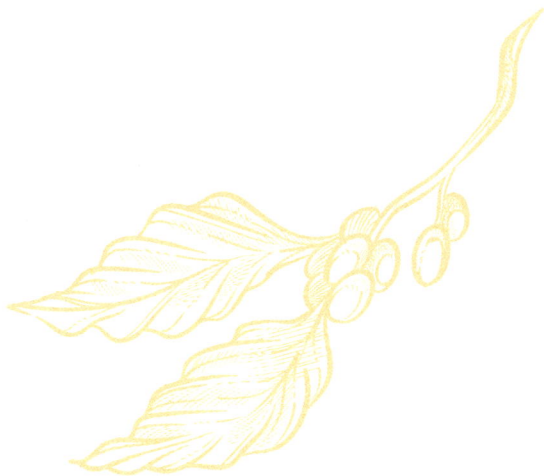

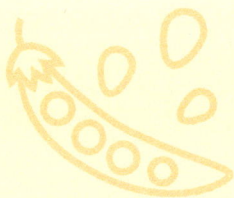

坚果豆类，储存有道

坚果不要久存

　　坚果买回家之后，如果短时间吃不完要分装成小袋，在防潮包装中挤出空气密封起来，放进冷藏室甚至冷冻室才能长时间保存。特别是那些已经去壳、切碎的坚果，最容易氧化变质，千万不可以长期储存。如果自己实在吃不完，就赶紧送给亲朋好友吧。

核桃的安全存放办法

　　买回来的核桃尽量放在阴凉干燥处，如果实在无法在阴凉干燥处保存的话，就选个干燥的日子，把所有核桃全部取仁，分放在封口袋中，挤掉空气，再包一层，放冷冻室。每次取一包，室温下放几小时平衡温度就可以吃了。

？ 豆子会不会长黄曲霉

豆子质地非常紧密，吸水困难，相比于大米、玉米和花生来说，不那么容易长黄曲霉等霉菌。但即便如此，也要注意储藏中保持干燥，避免受潮。如果把豆子泡在水里，因为缺乏氧气，泡一天也不会产生黄曲霉毒素。但是，室温浸泡会滋生微生物。所以天气温暖时务必要在冰箱中浸泡。

豆腐要冷藏或冷冻

豆制品最易腐败，买来要立刻冷藏，放入冷藏室的下层，靠冰箱内壁的地方，或者放在零度保鲜盒中。散装豆腐要当天吃完。盒装豆腐要在保质期内吃完。如果吃不完，可以提前分出一部分冷冻起来，做成冻豆腐，炖汤吃很好。

？ 豆腐冷冻之后，蛋白质含量会增加吗

蛋白质不会凭空产生，只是冷冻之后产生冰晶，化冻后冰晶的水分流失，蛋白质含量显得比较高，因为减少水分就产生了浓缩效果。冰晶融化之后，形成了很多空洞，容易吸入汤汁，所以放在鲜汤里煮时更容易入味，会显得比较好吃。

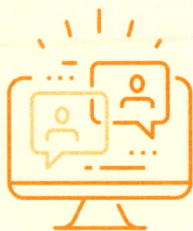

网友问答

用腐乳和咸豆腐丝替代盐做菜，能增加营养吗 🔍

问 我喜欢吃腐乳，还喜欢吃咸豆腐丝，但担心其中盐太多。如果用它们替代盐放在菜里，可以吗？

答 是可以的。用腐乳炒蔬菜，是一种美食做法，如腐乳空心菜、腐乳苋菜等，都很好吃，既不用放盐，也不用放味精鸡精，就有独特的风味。还可以用腐乳替代盐和酱油烧肉。用腐乳汁制作火锅蘸料，拌沙拉，也别有风味。

用咸豆腐丝直接炒菜就太咸了，但可以用来煮汤、炖菜，省去了盐，口感和味道也是不错的。

只吃盐的话，除了钠（可能还有点碘、钾等）就没有其他营养成分了。但腐乳属于发酵豆制品，咸豆腐丝属于加了盐的豆制品，它们都具备豆制品的营养。如果把盐换成同样钠含量的腐乳或其他咸味豆制品，就会得到蛋白质、钙、镁和B族维生素。这个替换是划算的。

某产品营养标签上标明，100克腐乳中的蛋白质含量是9.1克，那么3小块腐乳24克，就可以提供2.2克蛋白质。虽然这个量不算多，但是也相当于70毫升的牛奶，相当于三分之一个鸡蛋。

关键是要尽量在同类产品中选含钠量低的品种。鲜味浓，咸味淡，这样就能在享受美味的同时，避免摄入过多盐。要记得，钠的含量（毫克）乘以2.54再除以1000，就是盐的量（克）。例如，标签上注明100克腐乳中的钠含量是2575毫克，按以上方法计算，就相当于6.54克盐。24克腐乳，含有约1.57克盐。如果一餐正餐只吃进去1.57克盐，实在不能算多。

所以，腐乳、咸豆腐丝、咸豆腐干等都可以用来做菜。用了这些咸味调味品，就要相应地不放盐或少放盐。那么，在达到同样咸度的情况下，这些调味品还能给我们贡献更多的美味和营养。

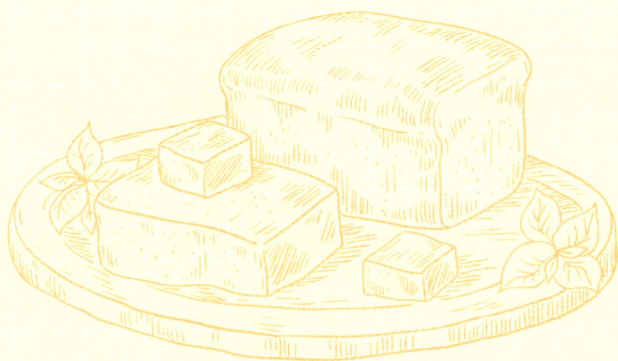